U0110730

大展好書　好書大展

品嘗好書　冠群可期

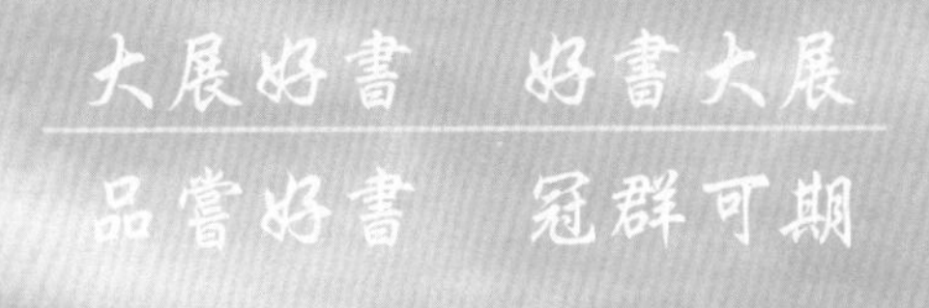
大展好書　好書大展
品嘗好書　冠群可期

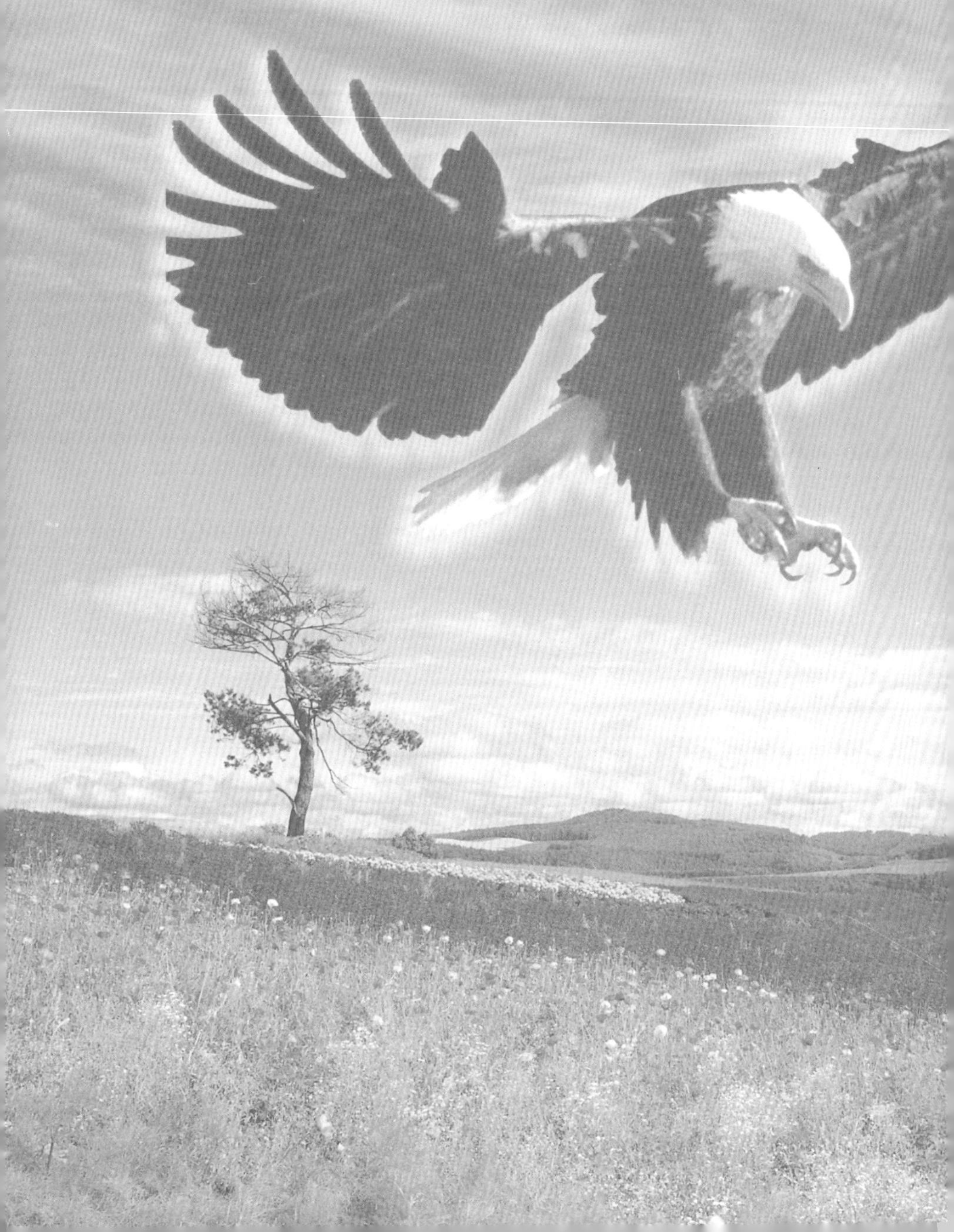

健康加油站38

葉燕慈　主編

由人相診斷健康

大展出版社有限公司

前 言

醫科的學生在畢業之前要學人相學，你相信嗎？

的確如此，在內科學當中，內科診斷學是一門極重要學問，其中診斷疾病時面色、臉貌的看法都很徹底地教給學生，當然不使用人相學的名稱，而是以人的面相、姿勢為著眼點，若無法正確地判斷人相、體格、體型（骨相）、手足的相等，就無法成為一位醫生，此不過言。

在此列出二張X光照片，這是頭蓋骨的照片，照片中是男或是女呢？讀者不妨猜猜看。不太容易猜中吧！但是，讀到本書最後一節就可明瞭了。男女的頭蓋骨均有其特徵，卷末附有正確答案，可考考您的人相術實力。

本書以人相為中心，而與人相極有關連的骨相、手的重要部分也有說明，所列出的這些項目，都佐以現代醫學的確證，大多數的資料，均為醫學院所用的教材，由《內科診斷學》一書中引用而來。

人在實際社會生活中，若無視於人相，就無法圓滑地生活著，於生意交易上來說，觀察人的表情也是很重要的學問。在選擇結婚對象時。相貌給人的「第一印象」極重要。

對人相術有心得時，對家人的健康將有很大幫助，「臉色不太好呀」、「眼睛無神」、「嘴唇發青」，我們常常看了家人或朋友的臉色後這樣說著，但被問及為何不好時，又不能圓滿地回答出來。本書對於臉部的觀察法都以易懂的方法來說明。

指甲、步法、姿勢通常我們都不太注意，但能注意到時，對於維持身體健康必有極大的好處。

讀了本書後，能事先防範疾病，確保身體的健康則筆者甚幸。

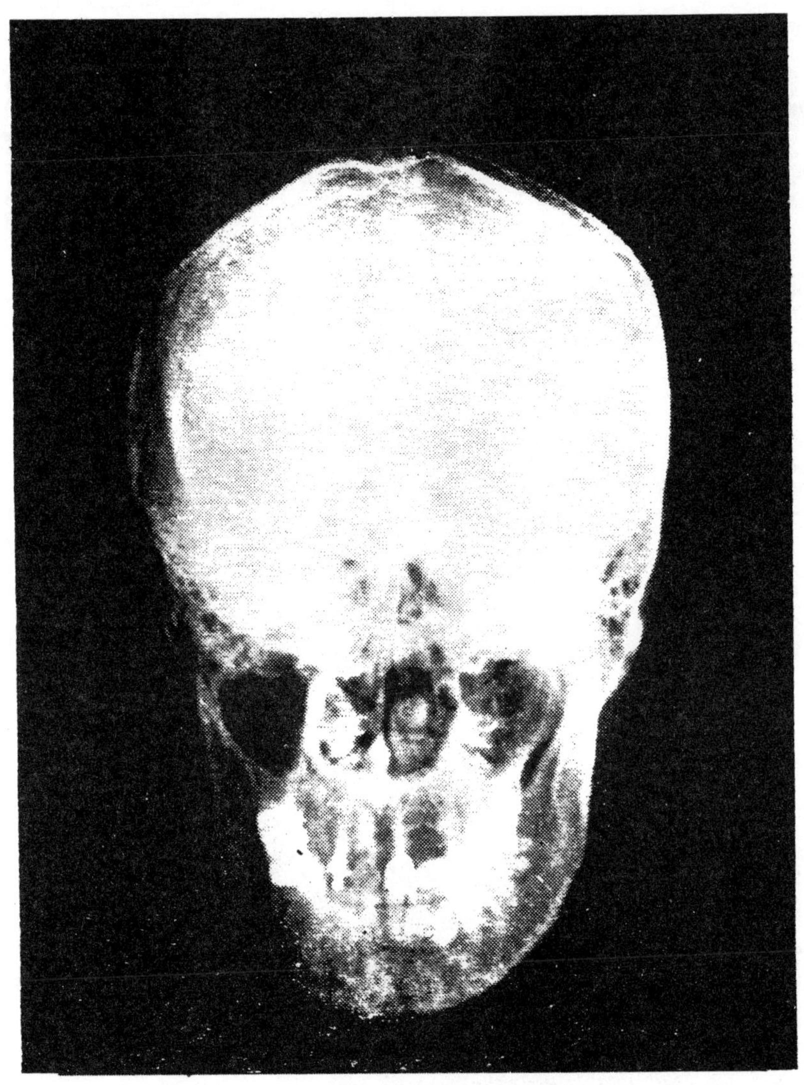

男性？女性？年輕的？或年老的？

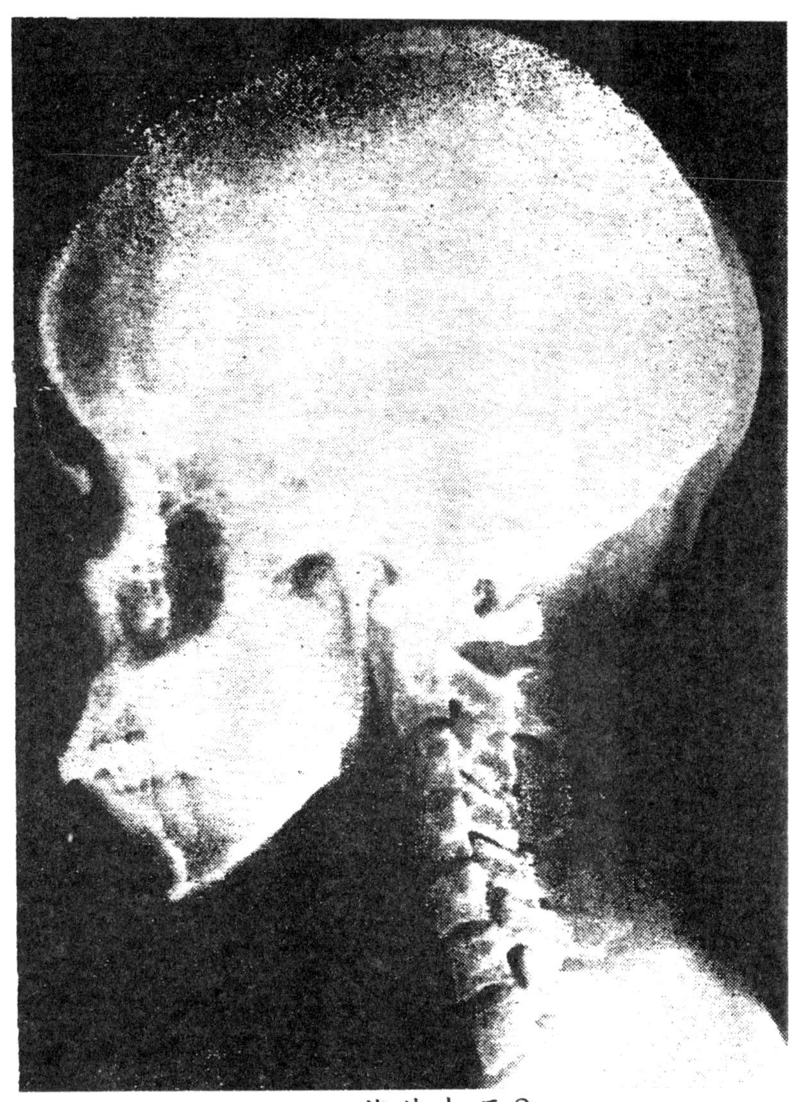

能猜中嗎？

目錄

目錄

名醫重視人相

此為一位已逝世的內科教授生前的一段逸事。某一天有位年輕的研究醫生A到這位教授的研究室來，教授凝視他的臉後說：

「你的臉色不太好呀！」

「是嗎？我自己並沒有感到身體有何異狀啊……」

A每天勤奮的工作，聽到教授的這番話，感到有些意外。

「前些天我也作過血液檢查，並沒有什麼異樣……」

但是，教授打斷了他的話。

「不，你的肝臟好像不太好。」

A吃驚地說：

「肝臟機能是正常的，GOT、GPT都正常，黃疸指數也正常。」他特別強調了「正常」兩字，但教授搖搖頭說：

「血液檢查雖然正常，但你的臉呈黃疸病色，稍微靜養些較好。」

二個月後A因急性肝炎住院了。

教授的預言果然準確。A一邊躺在床上，一面驚嘆教授眼光的敏銳。

急性肝炎有相當長的潛伏期，教授在此期間看透了A潛伏的疾病。可能是教授累積長期較多的經驗，所以，其眼力能看清A的眼睛與臉色皮膚的微妙變化，正確無誤。

現代醫學又稱為「檢查時代」。CT（電腦X光線斷層裝置）或UCG（超音波心臟診斷法）等極佳的技術均陸續開發。但是，人類的眼力仍然比檢查儀器更重要，科學的驗證與經驗，兩者融合在一起，以促進醫學的進步，由上述教授的眼力可領略而知。

實際上在醫療時，醫生對病人的容貌及臉色會相當的注意，而且並不只限於醫生。

「阿婆，您的臉色好多了。」

當病人每天到醫院受診或住院時，聽護士小姐這麼一說，病人本身被鼓舞出多少勇氣，雖不得而知，但疾病漸好時，臉色也就越形煥發。醫生及護士經常會注意病人的臉色。

最近以科學的方法研究利用人相的健康診斷法的風氣日盛。其中成果最大的是眼睛的診斷法。

根據眼睛的色彩、光輝及眼底的變化等細部的診斷而考量出發現各種疾病的方法。有些人甚至認為利用眼和手的診斷可以早期發現癌症或心臟病。

臉和手反映全身狀況

這種觀念在漢方醫學上自古已盛行，漢方上認為某一部分的疾病是因全身異常而引起，而該疾病是根據某特定的管道呈現在臉或手上。身體的各種經絡一部分傳達到手，另一部分連接到臉上。

譬如，牙疼時漢方並不直接在牙齒上做治療，而是在遠離牙齒的手或足上做針或灸療法。

上牙疼痛時在手的拇指和食指指根部分；下牙疼痛時在腳的食指和中指的指根（用指按壓時很疼痛的部位）施針或灸。

人相術中採納這類漢方觀念，在臉上描繪身體的雛形而判斷個人全身狀態。得到如下要點：

眼睛部分和生殖器關係密切，鼻部和內臟有關。而鼻端到口和乳房、胸部有關，臉頰和手、下唇和運動神經相結合。下顎和大腦機能有密切關係。

圓形脫毛症的煩惱

圓形脫毛症俗稱「台灣禿」，頭髮的一部分成圓形禿狀。正式的名稱為圓形脫毛症，但與普通的禿頭有不同的特徵。

有許多人對「圓形脫毛症是傳染病」之說信以為真，其實並非如此。在理髮廳看到有人患圓形脫毛症時，患者會說是被傳染的，其實脫毛並非被人感染的疾病，真正原因是與本人的精神狀態有關。

有人因舊屋全面整修，對於工事問題及工程費用問題傷透腦筋。工事剛開始，「我家的浴室被弄壞了」、「牆壁弄裂了」等等令人頭痛的鄰居問題持續不斷，有一天，主人的頭部患了脫毛症，脫毛越來越廣，變成十元硬幣般的圓形狀。

像這種情形，圓形脫毛症與精神狀態有極大的關連，心事無法釋懷，過度緊張持續時，就容易發生。此時，頭髮的一部分引起營養神經障礙，因此脫毛變禿了。

此種脫毛變禿的特徵是呈圓形或橢圓形，而且是突然脫毛，與周圍的髮毛界線分明，禿的部分光溜溜。大小約為十元硬幣或指甲般大，或更大些。普通患者大約只有患一部分，但漸漸的有些人由最初的一部分變成多個。此時會想到「唉！可能是被人傳染」但事實上絕不是被人傳染的。

圓形脫毛症大都是被他人發現的，特別是到理髮廳理髮時，有經驗的理髮師一眼就看得出來。這種症狀以年輕男性較多，工作緊張、落榜考生憂慮過度、商業經營上的擔心、家庭內的小爭吵等，會引起圓形脫毛症。

圓形脫毛症是可以治好的，有很好的治療方法，請找專門醫師談談。圓形脫毛症與普通禿髮不同，壯年性脫毛症（普通禿髮）用藥也不能使毛髮生長，但圓形脫毛症是可生出新髮的。雖然圓形脫毛症要治療，但是，最重要的還是要解決心裏所產生的糾葛原因才是上上策。

少年白髮是否縱慾過度

傳說路易十六的王妃瑪麗·安多娃妮在一七九三年法國革命中被宣判死刑

時，一夜之間她美麗的秀髮變成了白髮，當時她才三十八歲，還很年輕。

為什麼會突然變成白髮呢？至今尚未有清楚的結論，但是，突然變白髮的人還是大有人在。

從前傳說「少年白髮的男性為腎虛」，腎虛是中醫的病名，即縱慾過度，身體變衰弱。

人的毛髮的確為健康所左右，對於白髮的男性來說被冠以「腎虛」名稱，的確是損人名譽，太過分了。

白髮是如何發生的？很遺憾的至今也不太清楚。毛髮的黑色是因黑色素而成，而白髮看不到此黑色素。

為什麼毛髮中的黑色素會消失呢？至今仍是個謎。很可能因為某種原因致使製造黑色素的細胞發生異常，而使黑色素消失。

也有人認為少年白髮與遺傳有關，總之，毛髮的醫學進步太慢是事實。有關少年白髮的俗說，可能是某人所看到的印象而隨性亂傳的，少年白髮總給人有上了年紀或疲憊相的感覺。因此，有人便說「他近來做啥事做得太過份了。」被別人這樣批評，內心不太舒服吧！

最好去理髮廳和理髮師商量一下，將毛髮染黑。工作上給人的第一個印象很重要，給人冠上「腎虛」之名，絕不是件好事。

白髮上無黑色素，同時也是氣泡（空氣）多的緣故，也有人曾想過氣泡是使白髮增多變白的原因。即毛中的氣泡受太陽光亂反射而引起。

少年白髮不必過分擔心，但伴隨著脫毛就要注意了。也有可能是患上梅毒，或嚴重的疾病（癌等）時，均會發生脫毛現象。

少年禿頭的男性精力絕倫嗎？

「年紀輕輕卻頭上無毛，光溜溜禿頭的男性精力絕倫。」自古以來即如此傳說著。事實上我們看看周圍，的確有這樣的男性。

有位三十多歲禿頭的男子，一週六次周旋於三位戀人之間，實為超人。對他而言，光星期日，這一天才是他服務家庭的日子。總而言之，他每天帶給女性歡樂。

這是異常嗎?世上的男性對房事極為關心，在此介紹有趣的論證。古老的醫書《醫心方》記載著「玉房秘訣」——

⊙二十歲的壯者，一日行房事二次。

二十歲的虛者，一日行房事一次。

⊙三十歲的壯者，一日一次。

三十歲的虛者，二日一次。

⊙四十歲的壯者，三日一次。

四十歲的虛者，四日一次。

⊙五十歲的壯者，五日一次。

五十歲的虛者，十日一次。

⊙六十歲的壯者，十日一次。

六十歲的虛者，二十日一次。

⊙七十歲的壯者，三十日一次。

七十歲的虛者，完全停止。

即年輕禿頭者一日行房事一次「故年輕氣盛的他」絕非異常。

但真正言之，不管你是否有禿頭，一日一次接近女性，習慣得了嗎？在過著緊張生活的現代「今晚還是早點睡較好」有此想法的人較多吧。

所以，禿頭與性能力的強弱與否無決定性的根據，只是禿頭與男性荷爾蒙的關係，自古以來即被議論著，少年禿頭為男性荷爾蒙過剩——有此一說。

荷爾蒙多則性能力強，禿頭與精力結合而生，可能這種看法較正確。但禿頭並非荷爾蒙的因素，因遺傳的說法也有，還是不要縱慾過度較好。

禿頭者不生癌，白髮者不患中風

「禿頭者不生癌，白髮者不患中風」的傳言，於今似乎已成定論。真的是如此嗎？在檢討此問題時，必須先調查體毛與荷爾蒙的關係。人的毛髮與性荷爾蒙的關係密切，已早為人知。

性荷爾蒙分男性荷爾蒙與女性荷爾蒙二種，男女雙方均有這兩種荷爾蒙。此兩種荷爾蒙對體毛有微妙的作用。

男性荷爾蒙具有抑制毛髮發育的作用。但對鬍子、腋毛、陰毛卻有促進發毛的作用，而且又具有促進脂肪分泌的功用。因此，男性荷爾蒙旺盛的男性，頭髮稀薄，但鬍子、陰毛卻濃密，頭及臉油脂多。禿頭者，頭頂光亮實是男性荷爾蒙的作用。

而女性荷爾蒙卻有促進所有人體體毛發育的作用，因此，女性荷爾蒙多的人就不會禿頭。

但人頭髮的脫毛並不一定是受荷爾蒙的影響，年紀大時，任何人都會脫毛，是極自然的現象。依據統計，五十歲的有百分之十四，六十歲的有百分之二十二，均為禿頭。此外，禿頭也具有遺傳因素，不要只埋怨是受荷爾蒙的影響，將它歸因於祖先的影響來說較好。

談到禿頭與癌的關係，根據調查統計，禿頭者患胃癌較少，毛髮粗多者似乎患胃癌的比率較多。患胃癌的比率，在一百位中禿頭者有四．六人，其他的九十五人都是頭髮較多的人。

由此結果來看，還是禿頭的男性較不易得癌症，但並非完全是如此。

例如前列腺癌，前列腺（攝護腺）為男性特有的臟器，在膀胱的正下端，易得的疾病有前列腺肥大症或前列腺癌等。

前列腺癌的發生似乎是與男性荷爾蒙的作用有關。根據醫師統計，前列腺患者以禿頭者較多，總之，禿頭者不生癌之說不要太過於相信。

健康的毛髮能製醬油

毛髮是人健康的氣壓計，身體異常時毛髮也會受到影響。毛髮為毛母細胞的毛根深處的某種毛球特殊細胞所作成，全身的疾病或外傷會使毛母細胞起極大的變化。此外，女人懷孕或分娩時毛髮也會起變化。

毛髮有所謂毛髮週期，因休止期、經期、生長期的循環而生新的毛髮。上述之期稱為毛髮週期變化。例如，休止期是毛母細胞增殖極盛時期，這時期的毛髮非常容易脫落。

妊娠時，休止期比普通時較長，毛髮容易脫落。

你曾經聽過用毛髮來製造醬油嗎？「咦！真有這回事嗎？」吃驚者一定不少。

第二次世界大戰末期，漸露敗狀的日本，國內物資不足時，事實上曾用毛

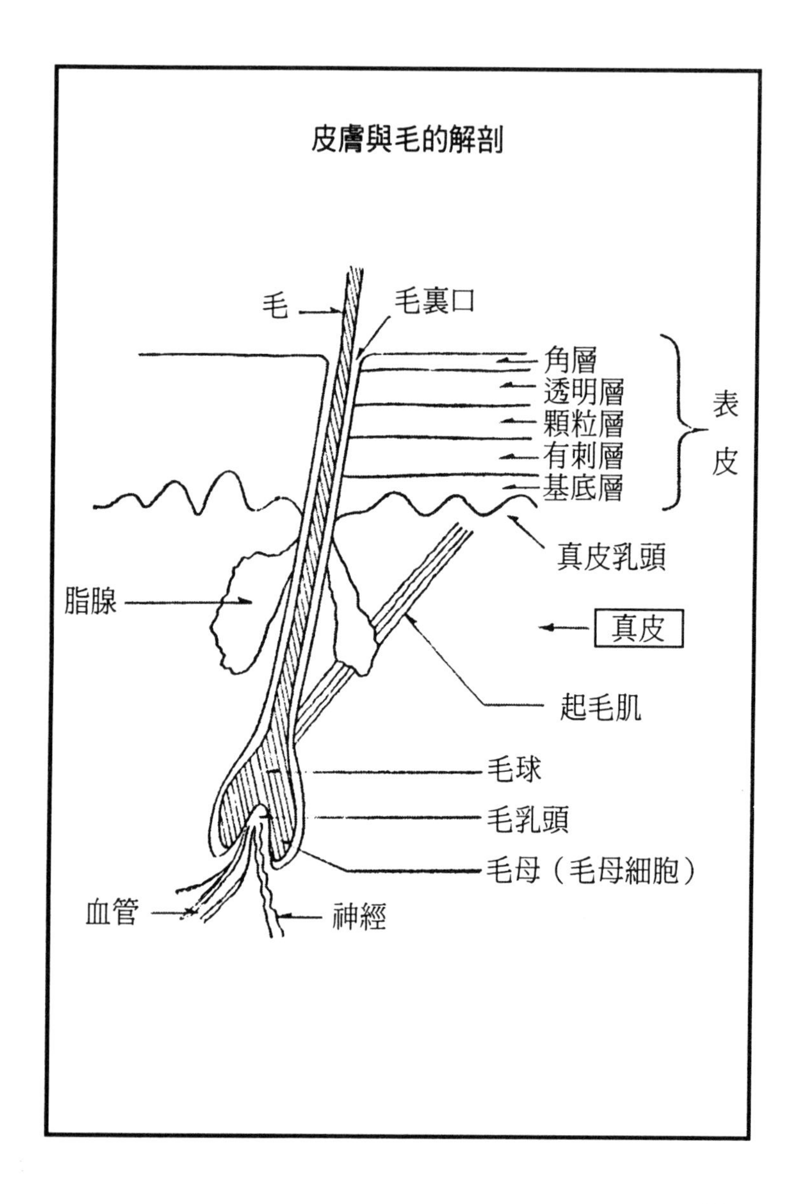
皮膚與毛的解剖
毛
毛裏口
角層
透明層
顆粒層
有刺層
基底層
表皮
真皮乳頭
脂腺
真皮
起毛肌
毛球
毛乳頭
毛母（毛母細胞）
血管
神經

髮製造代用醬油。七十歲以上的理髮師們都知道此事。毛髮為什麼能製醬油？理由很簡單，毛髮是角質所出，角質的成分為氨基酸，而角質又有麩胺酸等氨基酸非常的多，所以利用麩胺酸來製醬油。

正常的顏面有條理

在日常談話中，經常提及根據人相診斷健康的方法，經驗老練的醫生只要看病人的臉孔，甚至可以準確地診斷出病名。

正常的顏面與生病的顏面，大概人人都可由直感分辨出來。「今天她的顏面一點也沒有朝氣」、「父親的臉色有點奇怪」，但是，被問到如何地「奇怪」，竟然無法回答。在此介紹「正常顏面」的分辨法。

⊙有朝氣。

⊙表情豐富。

⊙有條理。

⊙無痛苦貌。

⊙無意識障礙。

⊙精神無異常。

⊙無浮腫。

⊙無貧血及黃疸。

⊙予人理智的印象。

在這些條件中，容易漏掉的是「顏面有條理」，這並非極難辨別。任何人都可由直感來了解眼、口、頰等整個臉部均有朝氣，表情豐富，臉部器官顯得有條理是健康人的顏面。

以下是病狀的顏面：

無慾性的顏面——是意識有障礙時的顏面，又稱無表情性顏面。即感情或心情不顯現於表情，對周圍的反應遲鈍，這種顏面隨著高熱發生時，患重症者較多。腸疾、發疹、壞血症、髓膜炎、腦炎等都可能顯示出這種病貌。

腸疾患者比較少，有經驗的醫師看臉色就可推測疾病的名稱。

有熱度的顏面——發熱時的顏面。發高燒時，臉孔會變紅，可立即知道。

消耗性的顏面——患慢性疾病時，瘦削的面頰會帶紅色。這是危險的顏面，以患結核時的顏面為代表。

苦悶性的顏面——肉體上、精神上痛苦時的顏面。顏面的表情充滿苦惱。

肌肉萎縮性的顏面——臉部肌肉麻痺時所顯現的顏面。有其獨特的象徵。面頰向內凹，嘴唇鬆弛，下唇向下，重症者眼瞼垂下。

假面似的顏面——無表情的顏面。是震顫麻痺症的特有顏面。

浮腫狀的顏面——顏面無光，浮腫貌。

滿月狀的顏面——又稱月形顏面。顏面如滿月似的圓形，帶有紅色。

死相的顏面。

痙笑的顏面。

觀人臉色時，注意其「表情、顏色」極為重要。東方人健康者的顏色通常稍帶淡紅色及黃白色。面頰稍顯紅色，口唇鮮紅。從歐美人眼中來看東方人的肌膚似為「亞黃疸色」，但「稍帶淡紅色」才是正常。

臉色與表情會起很多變化，以下介紹一些例子：

顏面潮紅時——發燒、精神興奮、羞恥時所引起的現象。重要表徵為發燒，臉帶紅色，隨著發汗，眼球濕潤帶有光澤。這是皮膚的血液流動增加時所引起的現象。此外，紅血球增多時臉近暗紅色。

顏面蒼白時——貧血、精神緊張、虛脫（受到衝擊）均會顯現此現象。貧血時的蒼白臉色容易讓人看走眼，「那個人臉色白得另人討厭」，此時不僅臉色而已，眼瞼結膜、口唇、口蓋黏膜、齒肉、指甲等檢查一下就可清楚是罹患貧血。很多人患貧血不當一回事，但仔細考慮為什麼會患貧血時，就不敢輕忽了。白血球症、結核、癌、潰瘍等都會導致貧血，臉色蒼白的狀態若一直持續下去，就要徹底調查其原因。

發紺症（Zyanose）——口唇、指甲等呈紫藍色或暗紫色，容後說明。

此外，黃疸、白血症、色素沈澱等疾病也會引起臉色的變化。因此，多了解臉色變化對自己的健康有益。

睫毛外側三分之一脫毛時

男性荷爾蒙與女性荷爾蒙與人體毛髮有極深的關係，前面已說明過，男性荷爾蒙對頭髮有抑制作用，女性荷爾蒙有促進成長作用。

但與毛髮的關係並非只有性荷爾蒙，腦下垂體（前葉荷爾蒙）、甲狀腺、副腎皮質所分泌出的荷爾蒙與毛髮也有重要的關係。

其中甲狀腺與毛髮的發育有極深的關係，常常說吃海帶多量攝取碘，會使頭髮烏黑，大概並非虛假之言。碘對甲狀腺來說非常重要，是甲狀腺荷爾蒙的原料。攝取碘就會使甲狀腺荷爾蒙豐富。荷爾蒙豐富，毛髮自然烏黑、茂密，因此碘對毛髮有益。

由此種三段論法來說明碘對毛髮有益，但是，沒有科學上的確證。甲狀腺機能過旺時（甲狀腺機能亢進症），毛髮也會引起異常。

甲狀腺異常時亦會發生甲狀腺機能低下症。此時毛髮變少，毛粗大，特別是睫毛起變化。睫毛外側三分之一的毛脫落。

甲狀腺異常時，稍微注意就可發現，喉部周圍異常腫大。若睫毛常脫落，就要注意喉部的周圍。

上眼臉浮腫時——腎臟不好

「到了傍晚時兩腳非常浮腫，實在很困惱。」

「早上起來，臉部浮腫。」

浮腫是很多病狀常出現的狀態。

浮腫為皮下組織液停滯狀態，用手指壓下時，指部的痕跡留著，皮膚凹下，為其特徵。

浮腫會在許多病狀中出現，主要是心臟病、腎臟病、肝臟病（特別是肝硬化）、營養不良、內分泌疾病、過敏等。其中也有女性下肢出現原因不明的浮腫。臉部浮腫，上眼瞼腫大時，就要先懷疑是否患了腎臟病。

不過，這是症狀較輕時，若身體出現浮腫，要區別是否心臟病等的浮腫就比較困難。但發病初期，眼瞼浮腫，腎臟不好是可以確定的。急性腎炎與腎臟病初期容易引起此類浮腫。

心臟病的浮腫，是由足部來的，醫師常在膝脛用手指試壓，以檢查足部是否浮腫。代表性的疾病為鬱血性心不全症，此症從膝脛到手背浮腫，嚴重時臉部至全身都出現浮腫。記住眼瞼浮腫為腎臟病，足部浮腫為心臟病，有浮腫早點治療較好。

觀眼瞼可知是否貧血

「在車中引起貧血」或「因貧血而搖晃不定」等貧血的字眼常被人使用。此時的貧血狀態一定是臉色蒼白。

為何貧血時臉色會蒼白呢?這是因為一時的血管收縮，過度的精神緊張時所影響。

受到衝擊或外傷，臉色會蒼白，此時是否伴隨著其他重症而引起，可立刻判斷出來。

像這樣，人在日常會話中常表現出「貧血」字眼，與醫學上的意味稍有不同。

血液中的血色素減少時稱為「貧血」，代表例為缺乏鐵質的貧血，年輕女性常患貧血症。討厭身體發胖，肉、魚幾乎不沾的女性，因鐵分不足而患貧血。

貧血是如何發現的？最好的方法是檢查血液立刻可知，但尚有其他判斷的方法。

可看眼瞼的內側，即眼瞼結膜。眼瞼若蒼白，首先就要懷疑是否貧血。其他齒肉、指甲、口蓋黏膜、顏面等都可作為判斷處，但眼瞼是可確定的，貧血在許多重病中都會顯現，最好早點治療。

使人看得順眼及嫌惡的「眼」

林肯名言「過了四十歲以後，就須對自己的顏面負責」，此名言的產生有一段插曲。林肯在當總統時，選擇他的內閣閣員，其中候選者中有不合林肯意的「顏面」，就無法成為閣員。

由這段傳言，就可知男人過了四十歲的人相，在人生中是如何的重要。人相中特別重要的是「眼神」，眼神不良的人必然吃虧，因為帶給人壞的印象。請看嬰兒、小孩的眼睛，實在非常漂亮，沒有從出生就帶壞眼神的壞人。眼神變為惡劣是自己的責任。若自己努力去改變，一定可將壞眼神變為好眼神。

古人實在想出許多好的東西，將人類的眼比喻為動物的眼，而且分類。這種智慧結晶仍保留於觀相學中。

如鳳眼、龍眼、象眼、虎眼、魚眼、蛇眼等，其中男性的眼相較讓人順眼的是龍眼、鳳眼及象眼。具這些眼相者予人良好的印象，富說服力，有男子氣概。

讓人嫌惡的眼，有所謂「三白眼」，人相學也以此為最惡的眼相，作為惡相代表。通常一般人的眼為黑眼的左右及下眼瞼之上的白色部分（結膜）可看見，但是，三白眼者在白眼部分極廣濶。在人相學上為殺人者之眼，為被人嫌惡之眼。

三白眼有「上三白」、「下三白」，黑眼朝下眼瞼的下方，白色部分在黑眼上方可見者是上三白，反之為下三白；又有四白眼，但較少見，黑眼在正中，其餘周圍部分為白色部分的眼。

人相是時常起變化的，眼神的變化極快，心顯現於眼神，讓我們朝受人歡迎的眼相努力。

眼珀帶有顏色是危險信號

眼在人相學及醫學界都是極重要的部分。有「眼比口更傳情」諺語，人感情的動向及身體狀況都可由眼部得知。

看相術者是否精於其道，看他是否善於「察眼觀色」即可知曉，故在人相學非常重視眼相。眼相是以眼色、眼光為中心，觀看的技巧並非限於算命者才了解，我們平時和人多接觸時，不知不覺中就可以懂得要領。

「那個人眼神不良，好可怕喔！」或「那個人眼光很溫柔哪！」等等，在

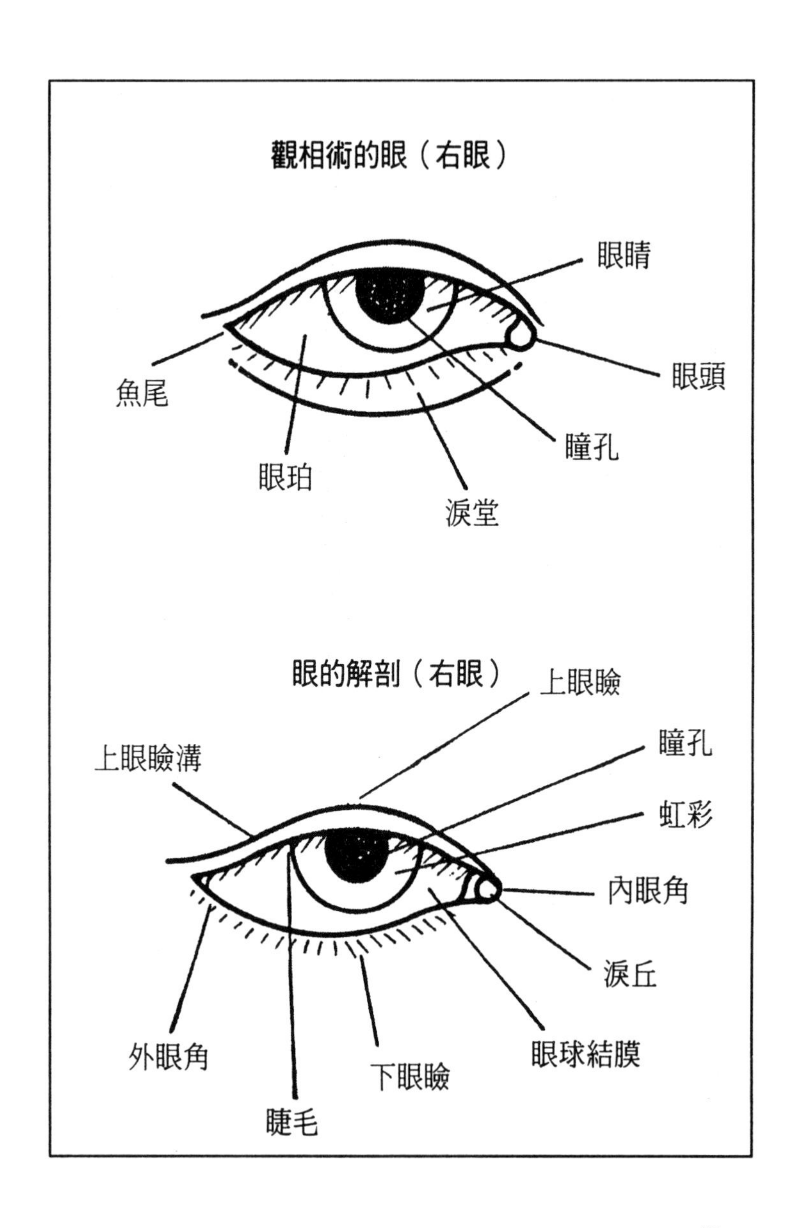
觀相術的眼（右眼）
眼睛
眼頭
魚尾
瞳孔
眼珀
淚堂
眼的解剖（右眼）
上眼瞼
上眼瞼溝
瞳孔
虹彩
內眼角
淚丘
外眼角
眼球結膜
下眼瞼
睫毛

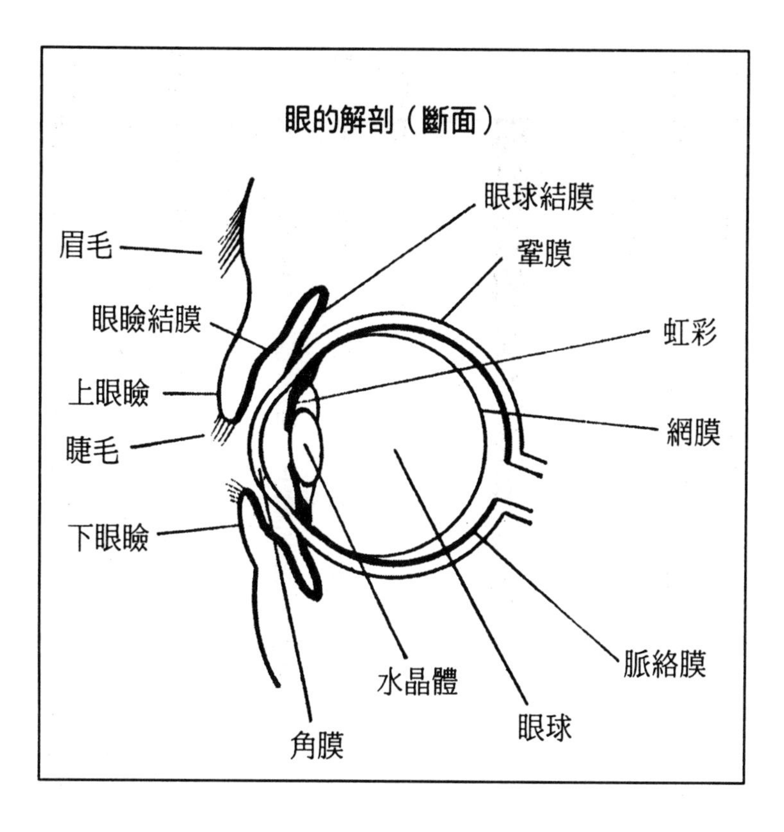

會話中也常會談到眼相。

在醫學上對於眼的診斷也極重要。光看眼部，醫生就可以知道許多事情，其中眼結膜的顏色非常重要。

如圖所示，結膜內有眼瞼結膜與眼球結膜（觀相術上稱為眼珀），兩種結膜的顏色很重要。眼球結膜即所謂白眼部分，光看眼睛即可知道，若此處變為黃色，則是黃疸。

由太陽光線照射來看，是白色或是黃色可看得很清楚。眼睛若變為黃色是黃疸，要立即治療。若是輕症黃疸時，可能不會顯現在眼睛，必須經血液檢查才能正確。

另一個重要顯示為貧血，主要看眼瞼結膜即可瞭解。張開下眼瞼可以看清楚，這部分若蒼白有貧血疑慮。很多可怕的疾病會引起貧血，一定要經過醫生的檢查。

與斜視的女性性事最樂

據說以前柳巷中的妓女，以無毛者最受工人的歡迎，而斜視的女性比無毛者更受人欣賞。不過，斜視者並非太過於斜視，而是輕微的斜視，其原因為性交時輕微斜視的女性為幾十萬女性中才有一人的「妙器」持有者。當然這並沒有醫學上的根據。

斜視有許多種類：如內斜視、外斜視、上斜視、下斜視。這是太專門的常識在此省略。總之，兩隻眼的注視線不集中於注視物，即稱為斜視。

輕微的斜視予人風騷感是事實。焦點遲鈍的眼睛，在性交時能使男性達到高潮。

兔眼是顏面神經異常

想將眼閉住也不能閉住的稱為「兔眼」，兔眼是顏面神經麻痺時所顯現的特徵。將眼皮閉住時，眼球向上面移動，白眼部分較多的現象，醫學上稱為「貝魯徵候」。

早上起床，攬鏡自照的瞬間，突然看見自己的臉扭曲，可能會昏倒吧。

顏面神經麻痺，突然發生的例子很多。例如，感冒、外傷、中毒症、傳染

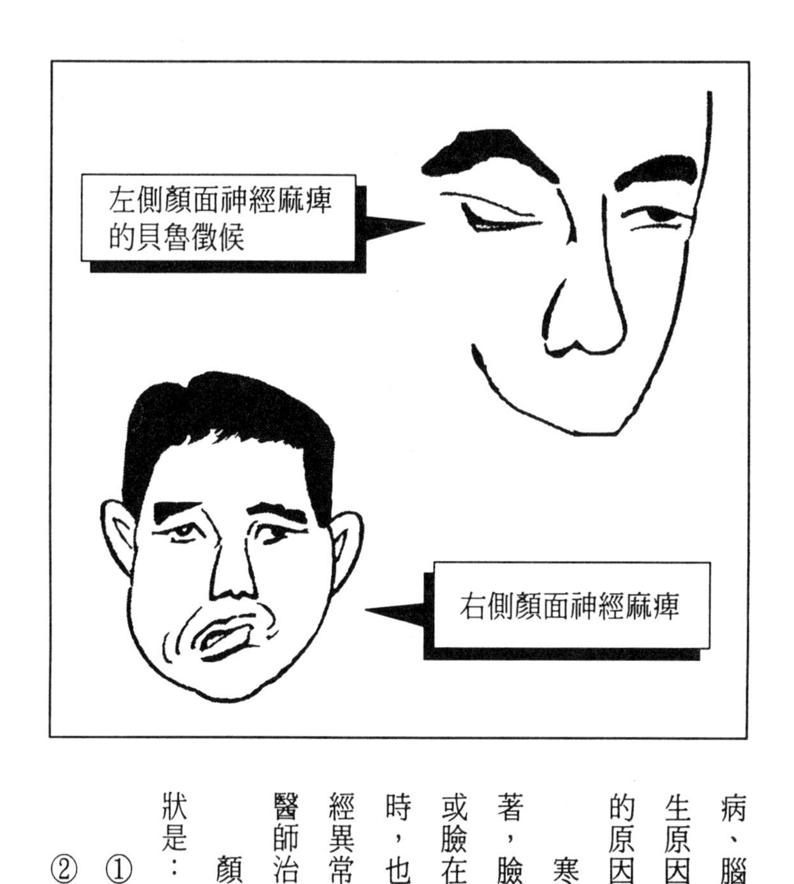

病、腦腫瘍等，此疾病發生原因很多，最容易發生的原因是受冷風的吹襲。

寒冷的冬天，窗戶開著，臉部受到寒氣刺激，或臉在寒風中長時間露出時，也會突然引起顏面神經異常。發病時要立刻請醫師治療。

顏面神經麻痺時的症狀是：

①臉向一面扭曲。

②眼睛無法閉合。

③額部皺紋扭曲成一團。

④嘴角向下。

⑤麻痺側的鼻唇溝看不見。

總之，突然感覺顏面神經麻痺時，不要猶豫，必須立刻找醫生治療。若稍微忍住不加理會，要治好就不容易，可能要受臉部變形之苦了。

左右瞳孔大小不同要接受性病檢查

健康人的瞳孔，左右大小相同，而且一般都是圓形，不管任何人種，瞳孔沒有四角或三角形的。但是，也有左右瞳孔大小極端不同或不是圓形瞳孔的人。

病態的瞳孔，可能是眼部虹彩的疾病或中樞神經系的疾病所引起的。其原因已知是脊髓癆、腦脊髓梅毒或腦血管受到傷害所引起。察覺瞳孔變形時，要立刻接受檢查。

瞳孔的變大、變小都是瞳孔括約肌與瞳孔散大肌的作用，瞳孔變小時稱為「縮瞳」，變大時稱為「散瞳」，瞳孔的移動是在極複雜結構下發生的。縮瞳是在受副交感神經支配的瞳孔括約肌的作用，及交感神經支配的瞳孔散大肌沒作用時發生的，散瞳則在相反的情形下發生的。

更簡單的說，瞳孔在副交感神經興奮時收縮變小，交感神經興奮時變大。與人爭論時，興奮狀態時，或是看運動競賽時，瞳孔會變大，健康人瞳孔的直徑為二．五～四毫米。比這直徑小的稱為縮瞳，大的稱為散瞳，縮瞳在醫學上是有名的疾病，脊髓腫瘍等症狀，稱為「赫路尼魯症候群」，有關眼部有三個特徵，即縮瞳、眼球陷沒、眼裂狹小（眼看起來變小），這時看臉部就可知道症狀。

以下是一種簡單的眼睛異常發現法。

「在眼前兩手的手指一隻一隻的立起來，一邊的手指放在眼睛的近處，另一邊的手指放在眼睛的遠處，起先凝視遠方手指，然後突然凝視近處手指，這時瞳孔是否縮小。」

瞳孔變小時是正常，不變小就是異常，若不變小，是瞳孔「輻輳反射」（輻輳：形容人物很密的聚在一起）機能不正常的證明。

由眼角的顏色可辨別是否處女

眼角部分在觀相學上稱為「魚尾」，魚尾自古以來聽說是判定處女的重要部分，女性請再度攬鏡自照觀察眼角部分，眼角稍黑且有皺紋，沒關係。關於是否處女的問題，因為從前很重視。

古人是這樣觀察的：魚尾的顏色變成粉紅色帶點紅色，表示處女最近才失去的，若是稍帶黑色則是以前即失去。

而醫生們的看法如何呢？絕不相信這一套吧？年輕女性眼角稍黑，醫師可能考慮到是濕疹。塗上面霜即可。

魚尾的問題要猜正確實在很難，但性交後可能就可以猜得準些。以皮膚白嫩，眼睛漂亮的美女為例，性交後可能臉部及身體各部分均呈粉紅色。

自古就留傳許多處女鑑別法，古代的羅馬，有設置辨別處女非處女的神像，即稱為「真實之口」的石像，將女孩的手伸入石像的口中，若非處女則石像的口會閉住，女孩的手會被切斷，若自家女兒受到流言困擾時，父母帶著女兒伸入石像試試，但石像從來沒有閉口，證明所有的女孩都是處女。

鼻頭呈紅色的男性晚年運不佳

鼻頭紅色者，觀相學上稱為「赤鼻」，為晚運不佳的孤獨相。不留財產，孩子們也未受其惠之相。

不去做事，天天喝得爛醉，家庭也支離破碎，像這樣愛酗酒的男人是陽痿代表者，當然也不會有子孫。適度的飲酒對於男、女來說都有益健康，但每天大量地喝酒就會損壞男性機能，特別是喝到鼻頭變紅時，對自己是無益處的。可能會染上酒精性肝炎、肝硬化及酒精中毒等疾病。

醫學上稱紅鼻子為「酒齇鼻」，也叫「酒糟鼻子」，如名所示，飲酒為其主因。當然，也有其他意外原因所引起的，事實上酒齇鼻並非僅有男性才有，女性也會發生。會發生此意外的原因為「便秘」，及常用「強烈的香味」，但是，以酒精引起者最多。

「酒齇鼻」在鼻頭、兩頰，額部也可能出現，有些人常以「酒紅」即臉部變紅自傲，詳細觀察其皮膚，極可能是患上了「酒齇」的疾病。皮膚狀態為變成紅色，毛細管擴張，皮脂的分泌在此部分極盛，光溜溜地。

若有上述的症狀則可能是染上了「酒齇」，而且隨著氣溫的變化在寒暑更替時，紅色皮膚更會增深紅色，喝酒後紅色更紅，這種疾病很難治療。與其因「酒齇」而煩惱，不如早就多加注意身體。

不幸染患「酒齇鼻」時，要先謹慎戒酒接受治療。

男性鼻大陰莖亦大？

以前對鼻大的男性判斷是陰莖亦大，這與女性口大者陰部亦大的想法相同。調查東方男性的標準大小，的確頗費周章。

第一、男性本身都不太愛提性器問題，測量時非常頭大，解剖教科書上所引用的女性數值反而比較清楚，計算男性正確數值頗費一番苦心。研究報告指出，一般男性達極興奮的狀態，其陰莖長約十二公分，周圍約十．五公分。此數值為東方男性標準。歐美人士則更長三～四公分左右。

鼻大則陰莖亦大之說，完全沒有醫學根據。可能是「大鼻子的男性印象給人陰莖亦大」感覺。

調查男性此項頗費苦心，以下介紹美國有趣的尺度。

（陰莖的長度）

二．五公分——像蛇口一樣。

五公分——僅富於想像力。

七．五公分——多少有點用處。

十公分——好不容易終於交媾了。

十二．五公分——太太專用。

十五公分——女性秘書愛用的典型。

十七．五公分——制服婦女，破壞別人家庭。

二十公分——適於高頭大馬或小牛體型婦女。

二十二．五公分——飲酒品評會專用。

二十五公分——萬國博覽會用。

東方男性偏於「太太專用型」，讀者們請思慮一下這些尺度，為自己的將來預卜。

女性口大陰部亦大？

在觀相術上認為鼻為男性性器，口與唇為女性性器。

「女性口大，陰部亦大。」

這事可不能亂下謬論呀！陰部太大時就像自由自在，前後左右地游於太平洋中一樣，男性會疲憊不堪的。要使游泳的技術熟練，還是在狹小的泳池內學習較好。

此為通俗的說法，其實在醫學上的見解來說，口與女性陰部完全不成比例的。

東方女性膣部最深部分為七．五公分，膣部有前壁與後壁，前壁約為六公分，而且此數值與體格等無關，幾乎所有女性都是如此。

膣部極端的淺俗稱「淺底」，不能給男性滿足型的女性，但這是病態可以治好。子宮後屈的女性較多，子宮位置治療後就能給男性滿足。

可能是口大時給人的感覺膣部也較大，但決非如此，有些人可能會自暴自棄她說「唉！不行了，我的女友她的口好大呀」，一旦自己試看看就可真相大白了。

性事是否合適由口即知

離婚原因通常都說「性格不合」，每天同床異夢，當然想分離，在此狀態下性事也不能相合，故性格不合應該說是性不相合。

於性事高潮的部位來說，觀相術非常重視口唇。以下列出男女口的良相。

〈女性方面〉

⊙口大小適中，即中庸型。

⊙有溫和感。

⊙唇不厚不薄，緊閉著。

⊙唇的色澤良好。

⊙上下唇齊整。

⊙唇的左右均無彎曲。

⊙唇無瑕疵、黑痣斑。

⊙笑時齒肉不容易被人看見。

⊙張口時予人華麗的感覺。

〈男性方面〉

⊙口大，但嚴緊。

⊙唇厚。

觀相術以口來聯想到性，寶在是自古以來人類的智慧結晶。

男女進入戀愛關係，首先要試驗「愛」是否合適的即「口唇」，「人類歷史是由相吻開始」，若不經過相吻，則無法結合完全的愛。女性方面若允許所愛的男性親吻，嬰兒很可能早早誕生。這樣一想，對男女來說口唇的印象是很重要的。

「親吻時起了雞皮疙瘩感」，若有這樣的對象，分離也就不難了。接吻的種類說明如下，此為法國式接吻技術。

⊙**真空接吻**——吸吮品嚐真空狀態的接吻。吸吮、吸吮、吸吮捲入。

⊙**吹氣接吻**——向對方吹氣，而蓋住的接吻。

⊙**螺旋接吻**——舌進入對方的口中，作螺旋狀式環動。

⊙**吸血鬼式接吻**——極濃厚的接吻。

⊙**牙醫式接吻**——用舌尖觸齒肉的接吻。

⊙**鵜式接吻**——舌深入喉部式的接吻。

不愧是法式接吻，接吻確實有這些技術，能有這樣的技術，兩人性事也就一拍即合。

容易被說動的女性人相

看女性的人相及舉動，就能知道容易受男性誘惑的類型，以下公開觀測秘訣：

①山根（鼻根）低的女性。

②眉間寬潤的女性。若山根低，眉間很寬的女性為浪蕩型，此二條件的人相自古以來為淫亂之相，為非常喜歡男人的典型。

③田宅（上眼皮部分）肉厚的女性，為特別喜歡房事的相。若是再加上「雙眼皮、眼頭深入」的條件，為淫亂的相。

④眼大的女性。水汪汪大眼的女性，較易受男性的進攻，為容易被說動的相。

⑤紅耳的女性，這也是誘惑男性的典型。

⑥唇上有斑痣的女性。唇上有痣的女性素行不良，易被男人所乘。

⑦一直擺玩頭髮的女性。此為多淫的相，若加上「烏鴉羽毛似的黑髮」的條件，是每天不交媾必寢食難安型的女性。

⑧不沈看，一直不斷地抽菸的女性。為慾求不滿的女性，易被說動。

⑨口唇不嚴謹、亂笑、走路輕浮的女性，最適合童貞男性之相，立刻被說動型。

⑩坐在椅上身體搖晃著的輕浮女性，或坐時下半身搖晃的女性，均為性經驗老道者。容易被說動型。

以上是集中國三千年歷史的觀相術，以及精此道的專家智慧成果的觀相法，與醫學完全無關。

看臉色知疾病

西洋俗諺「容貌與心吻」，同樣地由臉色可察知疾病。我們在日常會話中常說「臉色很不好」或「疲憊似的臉色」等，形容顏面據實傳達個人身體狀態的事實。這並非向任何人學來的，而是經驗的累積，看人的臉色、表情即可察知。要說「人類都是命相家」的確也不過分。

連治療疾病的醫師也非常重視病者的顏面、臉色等，所謂「顏面為精神之門，為其肖像」。對醫生來說，先觀患者的臉色來推測肉體或精神上的疾病，是很重要的，特別是對內科或神經科醫生來說，「臉部」的觀察是不可或缺的技術。

在此介紹醫師是如何「察顏觀色」，一定有值得讀者參考的地方，對於觀察家人、朋友的健康狀態相當有助益。

一般人健康的肌膚為黃白色中帶點淡紅色。正常人的口唇顏色以鮮紅色為原則。健康的皮膚若因體內異常時，會起什麼變化呢？請看醫學上的看法。

①紫藍色

即皮膚色變化成「紫色」，但說暗紫紅色或紫藍色較正確。有孩子的人可能較有經驗，嬰孩哭泣太厲害時，口唇及臉的顏色會變成紫色，原因是血液中的氧氣含量異常引起的，心臟循環器系統不良或是呼吸器官有疾病時，血液會有異常現象。紫藍色所顯示的部位為口唇、指甲、腳趾、耳朵、頰、鼻尖等，其中口唇亦為人注意。若是稍微運動一下口唇即變成紫色，則有先天性心臟病之虞，要給醫生看看。

②黑褐色

皮膚或黏膜（例如口腔黏膜）起黑褐色變化，如果皮膚起此種顏色變化要注意。

代表性的疾病為副腎疾病、肝硬化、癌或是銀砒霜中毒時皮膚也會變黑褐色。肝硬化時手背、前腕、頸部等均會變成黑褐色，症狀重時，顏色更濃。

③黃色

皮膚黃色化時要注意，代表此種膚色的疾病為「黃疸」，黃疸為症狀名，並非病名。黃疸因為肝臟疾病所引起，這大家都知道，鑑別黃色肌膚的要點為白天時在日光下觀察，夜間時在日光燈下常可看得清楚。

④白色

皮膚一部分變成非常白時，為黑褐色色素減少所引起。從西洋人看來，東方人的皮膚「近亞黃疸色」，的確不能說是白色。因此，皮膚白得異常時立刻知道。白色症為先天性的疾病，患白斑者不少。白斑突然出現時，為黑褐色素減少，皮膚色素脫落有治療法，不必擔心，立刻請醫師治療。

以上為皮膚顏色起變化時的疾病，疾病顯示在皮膚上的確如此。

人相學源於希臘

人相學有古老的歷史，可追溯到古希臘時代，在此時代，哲學、歷史及醫學上的風雲人物輩出，蘇格拉底等哲學家名垂千古。

此外，以《希波古拉底斯全集》而名聲不滅的醫學之祖，希波古拉底斯的名字也令人難忘。希波活躍於紀元前四五〇年至三七〇年左右，為希臘科斯島醫師，他的血液說很有名，認為疾病為四種體液的原因，即血液、黏液、黃膽汁、黑膽汁四種體液的分類。

其後比他遲些登場的醫學史上的人物為希臘的加里奴斯，致力於體質與性格關係的研究，提倡四種類的體質（多血質、黏液質、膽汁質、神經質）。

此外，亞里斯多德、普拉頓、蘇格拉底等在其著述中也談到人相術，這些偉人有關人相術的插曲也不少。

中學數學時常提到的「畢氏定律」，畢達哥拉斯以此聞名。在選弟子時，首先看人相。若有他看不滿意的人相不管成績如何優秀，也不納入為弟子。

亞里斯多德人相學更有趣，他將人類的臉與動物作比較，以猜其性格。例如，長相如牛臉的人，動作較遲鈍，但韌性強；似獅臉的人心浮氣躁、性格危險。如此的分類，普拉頓和亞里斯多德一樣，也是將人類的臉與動物相比的人相術。

其後世界各國的人相學者輩出，其中十八世紀時瑞士的拉巴提諾也極有名，拉巴提諾是牧師，於一八〇五年發表「由顏面觀人的方法」十卷。

從十九世紀至今，有關性格學的研究極盛，有關體格與性格關連性的有名理論陸續地被發表出來。如瑞士的允葛、德國的克雷其瑪、美國的謝魯登等均極有名，克雷其瑪的「體格與性格」說，至今仍是醫學界神經科的教科書中的理論。

人相學有很長的一段歷史，從前和現代的人相學內容極不相同，往昔以人的顏面形態來推測性格、運勢，現代則非常重視與心理學上的關係；身體與心的關係，臉與心的關係均以科學方法分析。

法國在進入二十世紀以後，在這方面的研究極盛，精神科醫師耶路密阿以及糾亞有關臉部表情心理學上的研究是很有名的。

臉部帶蝶型狀——疑有膠原病

有的女性面頰如蘋果般通紅，但這裏要說的是，與面頰如蘋果般通紅的健康女性顏面完全不同的臉。以鼻為中心，從鼻至兩頰如蝴蝶張翅停在臉上似的紅斑不少。

紅斑為紅色的發疹，蝶型紅斑實在是膠原病的一種（包含風濕熱風濕關節炎、紅斑性狼瘡等疾病），為棘手疾病。膠原病為難治的疾病，簡單說明如下：

人體內有結合組織，結合體內的所有組織、器官以支持或包容，為重要的組織。簡易地說，例如，光靠骨與肌肉是不能使關節活動的，骨與骨之間或關節、肌肉與骨之間的支柱或結合的類似接著劑般的組織，即結合組織。若沒有這種組織，不但骨與肌肉不能活動，心臟、腎臟等也不能發揮作用。人類就無法生存，膠原病就是發生在結合組織的疾病。

結合組織會起變性的變化，原因不明，結合組織在體內到處都有，若生病是很麻煩的。膠原病是以結合組織的成分膠原纖維為名。

人對膠原病的印象薄弱，若提到「風濕症」則眾所皆知。「風濕症」為膠原病的一種。膠原病包含風濕熱、慢性關節炎、多發性動脈炎、全身性紅斑、皮膚肌炎、進行性全身性強皮症等。其中臉部出現蝶型紅斑最有名，即「紅斑性狼瘡」病名。

紅斑可分為二種類，一為全身性紅斑（內科疾病），另一為慢性圓扳狀紅斑（皮膚科疾病），兩種面頰會出現蝶型紅斑。總之，全身性紅斑為可怕的疾病，要注意！

全身性紅斑，除了特徵的蝶型紅斑外，又出現各種症狀。這種疾病女性患者較多，也較麻煩。因患在臉部，患者若是女性，所受的困惱想像可知。男女的比例為一：八，患病的百分之八十以上是女性。

除了臉部發疹外，又有發熱、關節炎、胸膜炎、腎障礙等各種症狀，患者與醫師都很苦惱。

例如發熱，從微熱至高熱都有，使用退熱劑效果不大，對細菌感染有效的抗生物質也完全沒有反應。特效藥僅有副腎皮質荷爾蒙。服下此種荷爾蒙之後雖會止熱，但中止後又開始發熱。

但也有人懷疑一直繼續服用至治好為止可能不太好，因為擔心荷爾蒙的副作用。可能會變滿月形臉，而且長期服用此副腎皮質荷爾蒙會起其他各種副作用，如多毛症等，對女性也是頗麻煩的。但迄今副腎皮質荷爾蒙是治膠原病最有用之藥，也是不能停止服用。

有關發疹的狀況顏色為近鮮紅色的紅斑，紅斑的部位，如前面所示以鼻至兩頰（蝶型紅斑）為主要部分。此外耳、前頭部、手腳等也會出現不定形發疹。全身的結合組織被破壞時，發疹也會隨著身體各部分出現，這些發疹遇到強烈的紫外線照射時更容易出現。若不幸發疹時，只好避免陽光照射，也有其他治療法，必須接受專門醫師指示治療。

色狼多為硬直性圓背

圓背俗稱水蛇腰的姿勢，但可斷言水蛇腰的人並非都是色狼，色狼或精神異常者所以被認為是硬直性圓背，是因其採取獨特的姿勢。由電影或電視中出現的色狼的姿勢即可了解，他們都不是有好的姿勢。

姿勢正直的人絕不會使人懷疑到他是色狼，當然也不易做出色狼的行為，被人聯想到做出此種行為的，只有卑躬、彎曲如水蛇腰的人，在人相來說是不好的，當然也有例外。

前些日子一位高中女生說了一段她親身體驗的事。有一天她乘公車去上學，突然手被人握住了，「到底是誰呀！會是父親嗎？」純情的她，當時只有這種想法，但是，手被握了很久，對方還是不放開，回頭一看，是一位五十多歲的紳士。色狼！她看到了中年男士的臉瞬間感覺出來了。「請將手拿開」，在良好的家庭中長大的她，對於色狼也是客氣地說著。

但是，這位厚顏無恥的男人卻不將手放開，她恨恨地盯著這位中年男士，仔細一瞧，年歲大約與自已父親相彷，一頭銀白色頭髮非常顯目。她突然悲傷起來，「這樣體面的紳士，為什麼要當色狼呢？實在可恥」。

於是她大聲喊：「伯伯，將手拿開！」白髮紳士慌慌張張的在下一站下車了。

並非只限於硬直性圓背才是色狼相，精神異常或低能者中，胸椎向後突出，宛如貓背似的，頭向前方突出，而且予人硬直感的圓背者頗多。硬直性圓背也有因家族遺傳的，在此稍微介紹一些，或許對於看穿色狼有些幫助。

圓背或水蛇腰有許多種類，並非只與色狼有關，一些因工作或疾病所造成的圓背，如：

①職業性圓背——當你到漁村去時，常可看見一些水蛇腰的婦人。為什麼她們背部會圓圓的呢？這是因為搬運魚的網籃所致。幾十年來一直搬運著幾十公斤重的網籃步行，所以形成貓背（水蛇腰），重物使脊柱慢慢地起了變化。此外，一直前屈工作者也會形成貓背，但此為職業關係所致。

②老人性圓背——到了老年時，背部多少會變圓，這是因為脊椎老人性萎縮，使骨頭起變化，而變成圓背。

③先天性圓背——為天生如貓背似的，變成奇形怪狀。

④佝僂病性圓背——為佝僂病所造成，現在已很少。

⑤弛緩性圓背——如名所示，支持肌肉或韌帶的骨骼部分所引起，學生患

者較多，故在書桌上讀書的姿勢要特別注意。若小孩不幸患上這種圓背時，可用體操療法或按摩法及牽引來治療。

圓背為病歷，故要特別注意身體姿勢，不要養成習慣而變成了貓背姿勢。

假面似的臉孔是神經系統的危險信號

就像帶上假面具似的無表情的臉相，稱為「假面似的顏面」，為棘手疾病。健康人的臉為生氣勃勃、表情豐富的，但假面似的臉孔則臉部肌肉僵硬，幾乎不移動，笑或微笑的表情也極少。

最近在報紙或雜誌上時常介紹的「帕金森氏症候群」疾病特有顏面，也就是假面似的容貌。帕金森氏症候群是帕金森在一八一七年所報告的病名，具特有的顏面與其他疾病的特徵不同。

帕金森氏症候群的原因為腦神經系疾病，詳細地說以大腦基底核、視床、視床下部、黑質、腦幹網樣體等錐體外路系為主的神經系為發病原因。

醫學上將此疾病分為三類來考慮，例如腦炎後患此疾病時稱為「腦炎後帕金森症」，其他還有「症候性帕金森症後群」、「本態性帕金森病」。

在此以本態性帕金森病作為中心來談其特徵，此「本態性」發生的原因尚未解明，有下列症狀。

①不隨意運動（特別是顫動）

顫動即顫抖，帕金森氏症候群發病時會顫抖，受人注目並非自已的意志，手卻顫抖不停，前腕也開始抖動，更厲害時全身都會顫動。

手的運動有特徵，手指像是摩擦似的顫動，好像是數紙鈔似的，而且一直持續下去，本人也不能忍住，抖動太厲害時連吃飯拿筷子都拿不住，也不能寫字，更令人困惱的是，一個人安靜時顫動較輕，但與人見面談話時會突然激動起來，因此，與人見面是件痛苦的事。

②肌肉硬直

肌肉變成直硬，特別是臉、軀幹、手腳等硬直都很顯著。臉部肌肉硬直後變成無表情，眼部的張閉變成很少。健康的人在極度緊張下就會成這種表情，身體或手腳硬直時變成獨特的姿勢，身體向前屈。

這種姿勢為身體重心向前方，步行時姿勢怪異，例如，開始步行後要突然停止卻不可能。直立時，被後面的人一推立刻倒下去似的向前方走去。這與健康的人前進或後退的方法完全不同，稱為前方突進、後方突進、側方突進等專有名詞。而且疾病發生時，要起床，或變換體位都很困難。

此外，又有下列的特徵。

③運動減少。

④精神活動遲鈍。

⑤自律神經症狀，以假面似的面孔。

由此可見，這是棘手的疾病，現在有較好的治療方法。

這種疾病，年紀大的患者較多，發病時，家人的愛心非常重要。因不是直接威脅生命的疾病，所以，患者本人及家屬不要絕望，要奮鬪下去。

觀察人相的要點

「臉上毫無光采」、「那個人近來臉色不太好」，相信每個人多少認識一些人相。但是，大部分的人只是大略地看了整個臉色而下此結論，當被問到「臉部什麼地方不好」，就不能好好地回答出來。你不妨學些識人相法，就能把握面相要點。

人常表現出痛苦的臉、快樂的臉、麻木的臉，痛苦、麻木的臉都有其特徵，或是「日薄西山」死期將近的臉相，人是從看臉或身體部分那一部分來斷定的呢？

觀相術除了自古以來的觀相術所稱的顏面及醫學上名稱外，又使用許多名稱。如三亭論（將臉分成上、中、下來區分的方法）、十二宮（將臉分成官祿宮、命宮、遷移宮、兄弟宮、福德宮、妻妾宮、田宅宮、男女宮、疾厄宮、財帛宮、奴僕宮、相貌宮），現僅介紹比較常用的面相名稱。

對於這些，醫學上也有統一的名稱，在寫病歷表時醫生都是用德語、拉丁語或英語來寫。

先將臉部的部位整理、熟記是精通人相學的要訣，然後看看顏面各部分，抓住要點，再抓牢臉部全體的綜合相，照此順序就能知道人相。

醫師是如何看人相的呢？以下列出要點，對於觀察家人或友人的健康及心理狀態多少有助益。

①**頭**——要注意大小、毛髮的狀態、對稱等。特別對小孩是重要的，可能發現有水頭症。

②**眼球**——眼睛的移動，以及是否突出、陷沒要注意。甲狀腺病的特徵在眼部。

③**眼皮**——要注意有無浮腫、下垂。眼皮浮腫時患腎臟病者較多。

④眼球結膜（白眼部分）——要注意有無患黃疸或出血。

⑤眼皮結膜（下眼稍微向下拉即可看清楚）——要注意有無貧血或充血。

⑥瞳孔——要注意大小、孔形、左右的大小。

⑦口唇——為患先天性疾病、貧血易顯示的部位。

⑧鼻——要注意形態、鼻尖的顏色，由形態可知有否患蓄膿症。鼻尖顏色也是重點，前面已提過紅鼻的症狀。

⑨齒——要注意牙齒的顏色、形式。梅毒特有的哈基松齒，一看就立刻可認出。

⑩皮膚與臉部肌肉——皮膚顏色很重要，「臉色很好」或「不好」常被使用，觀察皮膚的色澤、有無皺紋、發疹、色素沈澱、出血、發汗的有無等，詳細察看，就可適確的知道健康狀態。

此外觀看額、眼的周圍、頰、鼻唇溝等肌肉的緊縮度，對了解健康或心理狀態也有幫助。

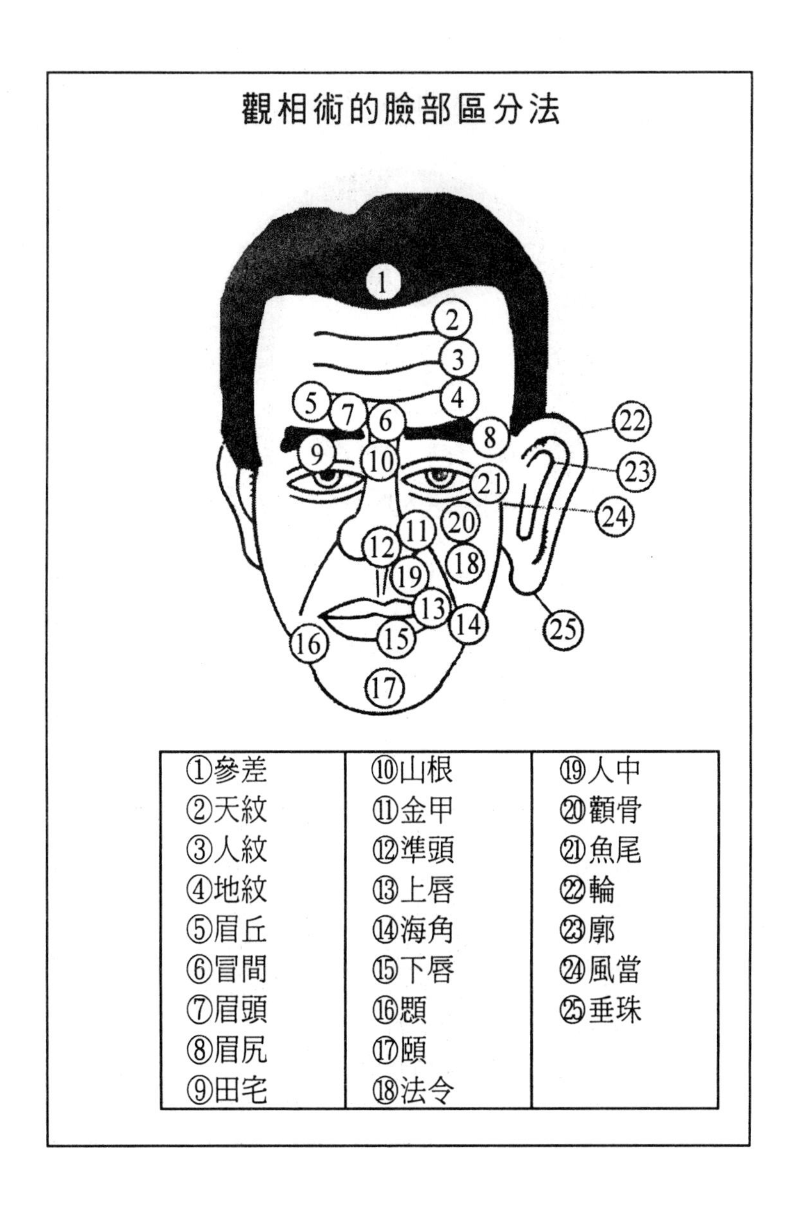

①參差	⑩山根	⑲人中
②天紋	⑪金甲	⑳顴骨
③人紋	⑫準頭	㉑魚尾
④地紋	⑬上唇	㉒輪
⑤眉丘	⑭海角	㉓廓
⑥冒間	⑮下唇	㉔風當
⑦眉頭	⑯顋	㉕垂珠
⑧眉尻	⑰頤	
⑨田宅	⑱法令	

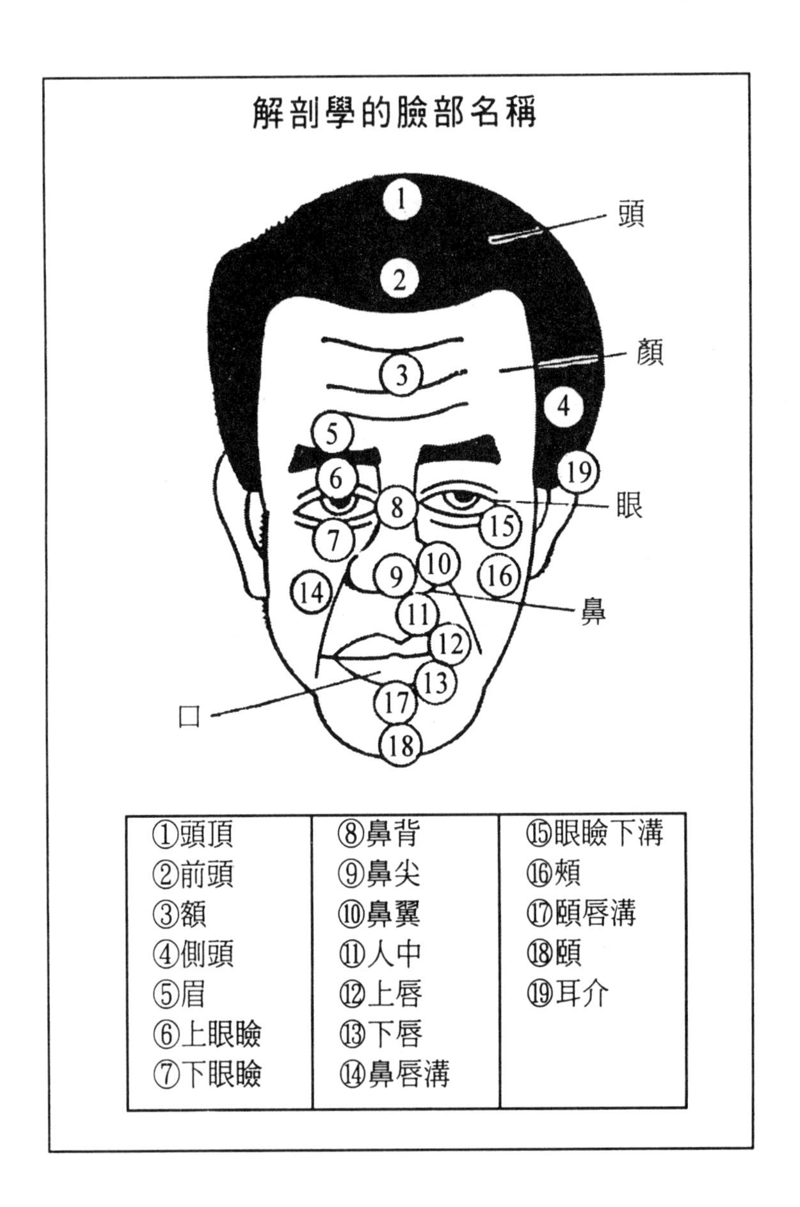
解剖學的臉部名稱
1
2
3
4
5
6
7
8
9
10
11
12
13
14
15
16
17
18
19
頭
額
眼
鼻
口
①頭頂
②前頭
③額
④側頭
⑤眉
⑥上眼瞼
⑦下眼瞼
⑧鼻背
⑨鼻尖
⑩鼻翼
⑪人中
⑫上唇
⑬下唇
⑭鼻唇溝
⑮眼瞼下溝
⑯頰
⑰頤唇溝
⑱頤
⑲耳介

像這樣牢記臉部各部分的要點，而且再度看清臉部全體，就可從第一印象中領略對方面相的好壞。

由臉色可知死的前兆

經驗豐富的醫師可預測重病患者的死期。為什麼?有人可能認為是「心臟衰弱、全身無力，不必經醫生判斷，也可知死期將至」，但事實上要預測死期並非易事。這對醫生來說也需要多年的經驗與觀察。

醫學上有「希波克拉提斯」（古希臘醫師）的顏面，它象徵死前的人相。又有所謂的「死相」，是眼窩凹入、目光呆滯、無光澤、鼻端變尖、臉色呈鉛灰色、幾乎無表情。

任何疾病末期，都有此共通的人相，並非只限於住院病者的末期才有此種面相。例如，有人患了癌症，但本人也不注意，只買成藥來服用，到了不能忍耐時才進醫院的患者，常帶有這種「希波克拉提斯」人相，為末期癌症患者較多的人相。

此外，醫師之間也常提到「妊娠面」、「外孕面」、「潰瘍面」等，因為妊娠、子宮外孕、胃潰瘍等時，均各有其特徵人相。有經驗的醫生，看一看女性的臉及走路的樣態即可由直感推測出患「子宮外孕」。胃潰瘍也是如此，由進入診療室的患者表情中即可得知。

當然，光靠此觀察尚不能作確定診斷，還要作X光檢查。不過，依疾病的不同都有其特徵的表情和臉色。

似笑的顏面潛伏著大病

本人並非笑著，但別人看來卻似笑相的人，是危險信號。若是突然變成此種笑相的人，有大病之虞。醫學上稱此種顏面為「痙笑」，是破傷風的症狀。

痙笑，因臉部的肌肉異常緊張、硬直，又因為抽筋的緣故，彷彿苦笑之相，或是看起來似哭笑相的表情，破傷風雖可先行破傷風預防接種注射，但也不能疏忽。

人的口內，可伸入幾根手指？張大口時，將手指縱的插入就可看清，普通以伸入食指、中指至無名指三指為正常。如果二指都伸不進去就糟了。口若僅能張開一點就有問題，立刻請醫生診療較好。此時咀嚼肌異常硬直者較多，為破傷風的重大症狀。

雙親的因果報應在牙齒

雙親做壞事後，因果報應，其所生的孩子就受其苦，有此一說。

有位陳先生在舞會中認識了一位小姐。她長得很美麗，朋友都很羨慕陳先生艷福，但很可惜的是，他和這漂亮的小姐只約了三次會就說再見了，到底發生了什麼事？可能是陳先生對她有失禮處，而被對方拒絕往來了。

朋友們都責備他太過性急了，但陳先生卻冷靜的說「看到她露齒的瞬間，我就不想再交往下去了」。

牙齒到底怎麼了？原來是上排的前齒如啤酒標形，而且缺半月形。如八十頁圖所示即可明白，實在是特徵顯著的牙齒，讀醫學院的朋友看了她的牙齒立刻明白了。

這種牙齒稱為「哈氏齒」，為先天性梅毒的特有症狀。

先天性梅毒是經過母親體內的胎盆感染小孩的疾病，責任在於父母。通常診察患者也沒有性病顯示，先是父親不知從何處帶回的禮物而感染於母親，父親立刻顯現症狀，開始治療，但女性則不易發現症狀，因而遲於治療，男性與女性間就像乒乓球遊戲一樣，若父親的病症遲於發現時，夫婦一起治療也無用了。此時若母親懷孕了就會釀成悲劇，胎兒會受影響，家族們可能都要接受治療。

若變成梅毒就更棘手了。

「覺得有點奇怪，好像被傳染了」若這樣想，接受醫院檢查血液的診斷，從感染日起，也需費六週時間才能確定，總之，有性病的家庭要特別注意。

在此稍微談談梅毒的傳聞。

梅毒是因波狀菌的感染而發病。法國人對此病體之名非常討厭，如名所示，在歐洲十五世紀左右是非常流行的可怕疾病，當時尚未有盤尼西林，感染後只有成為廢人。法國的快節拍舞或Line dance歡樂聲，古今雷同，但在十五世紀時的男性，卻犧牲生命在所不惜的於夜間社交場所與女性做愛，此種歐洲疾病終於漫延至全世界。經印度、中國、十六世紀由琉球傳至日本。

而歐洲梅毒是從何處傳來的？有哥倫布探險隊由西印度群島帶回的禮物的說法。有關梅毒的責任，法國和西班牙互相推諉，是令人討厭的疾病。梅毒經性交直接感染，運氣不好時，經口也會被傳染，感染後由初期梅毒、二期梅毒變晚期梅毒，然後成為廢人，現在因有盤尼西林，在初期階段時可抑制。

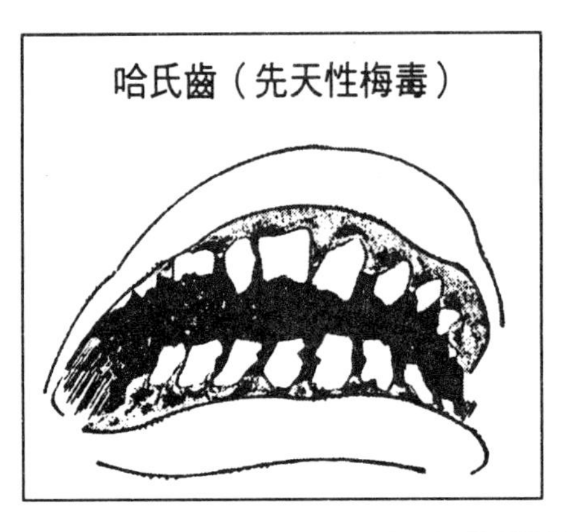
哈氏齒（先天性梅毒）

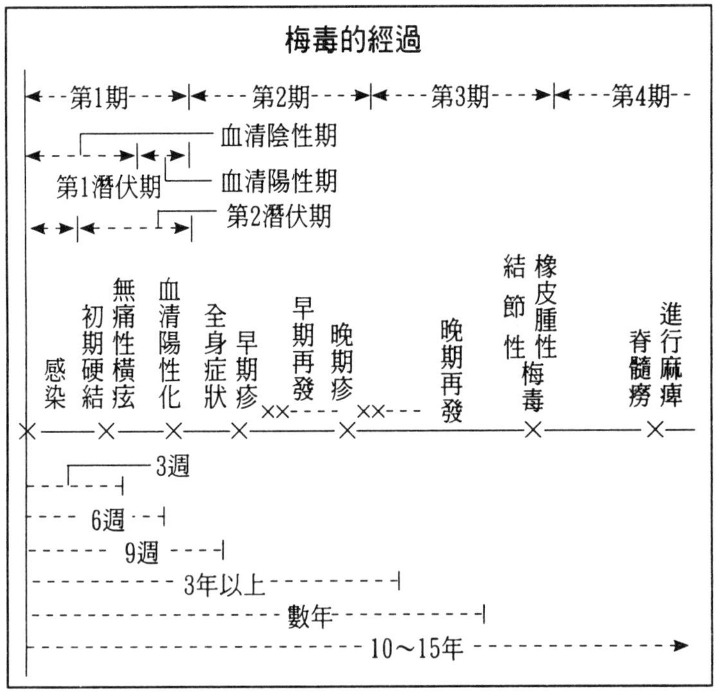
梅毒的經過
第1期
第2期
第3期
第4期
血清陰性期
血清陽性期
第1潛伏期
第2潛伏期
感染
初期硬結
無痛性橫痃
血清陽性化
全身症狀
早期疹
早期再發
晚期疹
晚期再發
結節性
橡皮腫性梅毒
脊髓癆
進行麻痺
3週
6週
9週
3年以上
數年
10～15年

前面談過牙齒的先天性梅毒症狀，除了看牙齒之外，會併發眼角膜炎及內耳性重聽症，將此三症狀稱為「哈氏三徵候」。妊娠中的母親若發覺感染時，在懷孕五個月前後可用盤尼西林來治療，大約九〇%可治好。

骨相能測中疾病

光看面貌就可診斷疾病的方法已介紹過，除此之外，人體全身姿態也會顯示出疾病的特徵。

在觀相術中，看骨相、體相的骨骼、體型的方法也包含在人相術內，仔細考慮一下這是很有道理的。判斷人相時不僅光看臉部、體格、癖好，甚至連手相也要同時觀察，這樣一來觀相術才會準確。

人常謂醫生的診療是從患者推開診察室時就開始的。有經驗的醫生很重視患者的第一印象，特別對內科醫生來說這已是普通常識了。病人推開門進來的瞬間，醫生會注意那些地方？若能如此，你的人相術就能更進一層了，以下談談骨相術的要點。

①重視步法

例如患輕感冒的人，比較像普通的步法走入診察室，但胃痙攣者則步法維艱，捧著腹入室。即依照其步法就可知其病症輕重與否。其次運動失調或麻痺者也可以從步法來判斷，有關步行的障礙在別項再說明。

②由體位、姿勢可知情況

有些人打開診察室的門時，是受人扶持進來的，本人無力步行，因為肌肉無力，必須靠在別人肩上或用拐杖來步行。故嚴重者不能來醫院，應請醫生前往看病，這顯示病人是患重病者。

此外，雖稍微能步行，但在步行中須常常蹲下休息者，是心臟不好（特別是先天性心臟病）的症狀之一。心臟或肺異常時，不僅步法有特徵，睡覺時也有特徵的。對其本人來說睡覺是痛苦的，故常常似乎坐在牀上，臥著起不來時是痛苦的。「一直不能睡著」、「時常半坐著嗎？」注意這二點，就可推知身體某處隱藏著疾病。這些常識對於看護病人時一定有助益。其他重病如髓膜炎或破傷風，身體全身呈弓形向後彎曲，一看就可認出疾病，最近出現的帕金森氏症更具特有的姿勢。

③胸部形態為骨相重點

以上所述的步行、體態、姿勢，稍注意一下就可理解。除此之外，醫生對於顏貌、臉色、體格、營養狀態、呼吸狀態等，都由直感來判斷。病人坐在診察椅子上，掀開上身衣服時，診斷成功與否可說已可判斷出來。因為由胸部形狀就可得知情況了，在此引用醫學院教科書《新內科診斷學》內所記載的分類說明如下：

○無力型胸廓

胸廓（胸腔）為肋骨所接觸的胸部部分，胸部狹長，前後扁平，肋與肋之間為寬大的胸部，此又稱為扁平胸，與疾病並無多大關係，而是體格因素，為瘦削的人較多的典型。

○樽型胸部

胸廓肥短，胸部前後很厚，肋骨如近水平樽狀形式的胸部，又稱為肺氣腫型胸廓。

○鳩胸

胸部正中，有縱式細長的骨，稱為胸骨，胸骨突出，兩側部分扁平的胸，有如鳩胸似的，故命名鳩胸。由佝僂病就可得知。

○漏斗胸——

用手摸由胸骨至腹部，在心窩附近有骨突出部分，稱為「劍狀突起」。胸骨下部或劍狀突起向內方下陷，胸如漏斗似的，故稱為漏斗胸，此為天生或是因職業的影響，而漸漸使胸部變型。例如，以前的鞋匠、製桶業者，因常使用工具壓迫胸部，採取這種姿勢工作所以成為漏斗胸。

〇羅札里歐胸（Rosayio葡語念珠的意思）——

又稱數珠狀胸。像念珠一樣並列似的在胸骨左右，骨突出的胸。肋骨在與胸骨連接部分有柔軟的肋軟骨，羅札里歐胸即此肋骨與肋軟骨接合的部分突出。佝僂病常有此形狀，因尿毒症而生的骨關節症也有此形狀。名稱雖不錯，但此種胸形是有病的。

〇單側胸部過大——

正常人的胸廓是左右對稱。而且胸與背部的厚度比胸左右的長度還短的，是普通形式，呼吸時常會動。但胸部異常的人，單側的胸廓看起來非常大，而且呼吸時，胸部異常者胸廓的動態不好。

生什麼病時會有此種狀態呢？如氣胸、肋膜炎、腹痛均會如此。相反的，胸廓也有一邊小的。這在動過肺手術的人來說是常見到的。肋膜接合不好，因肺結核而使肺萎縮，稱為「無氣肺」。胸廓一邊的變化，若非專門醫師是很難斷定的，如果覺得有異，還是請醫生診斷較好。

以上是身體的看法，稍微記些對家人的健康或許有益。

羅丹石膏像「思考的人」是斜頸嗎

有些人看起來像羅丹所雕刻石膏像「思考的人」似的，頭部傾斜思考著，在醫學上稱為斜頸，症狀程度有多種，由本人和他人都不曾注意到的程度，到一看到臉的瞬間立刻可知的程度。仔細觀察，斜頸的人有很多特徵。

斜頸大多由於頸部肌肉異常所引起，但也有因肌肉以外的原因所引起的，例如，習慣性的斜頸是因工作的關係，頭部一直向同一方向傾斜的斜頸。

此外，眼或耳不佳時也會導致斜頸，眼部惡劣時，有眼性斜頸，有複視、斜視時頭部會稍微傾斜。即眼或耳不好時，想藉著頭部彎曲以便能聽清楚或看清楚些，以致引起斜頸。

斜頸發生最多的原因為頭部肌肉短縮所引起的「肌性斜頭」，是頸部肌肉異常所引起。頭部向右或左搖動時，頸部至胸廓鎖骨浮出的肌肉可見，此肌肉稱為「胸鎖乳突肌」，是臉部外觀及美容上極重要部分的肌肉。側面臉部的美由此肌肉可見。肌性斜頸為此肌肉異常所引起，肌肉為下述原因，短縮成瘢疤組織所致。

先天性肌性斜頸為胎兒先天性原因，胎兒在母體子宮內的姿勢，及分娩時狀態，因胸鎖乳突肌受到強烈壓迫，肌肉中出血腫而引起的。依據統計，初生兒患先天性肌性斜頸者頗多，或是難產兒也不少，胎兒在母體腹中的姿勢及分娩時的狀態都是此病之因，初為人母者對於此疾病要多加注意。

若是婆婆與媳婦住在一起，在替嬰兒洗澡時或許會發現有奇怪的腫瘤，年輕的母親可能不曾注意到，發現的要訣是觸摸頸部的胸鎖乳突肌。

這是很簡單就可做到的，若是先天性肌性斜頸，嬰孩出生後不久，肌肉中會有小指至拇指大的硬塊腫瘤可觸摸到，使嬰兒睡著，或讓他起來時，小孩的頭部會向腫瘤的方向傾斜，若是發現有腫瘤，需盡早治療。

隨著時間的增長，斜頸也就越顯著，若除了斜頸又加上其他症狀那就更麻煩了，小孩時期若放任不管，長大的後就會變成完全斜頸。臉及頭部也變形了，更嚴重時脊椎也會彎曲。

發現斜頸不必太擔心，嬰兒在出生後數個月內可用溫濕巾或按摩使腫瘤消失，又利用不使肌肉短縮的器具來治療就可治好。若到四～五歲臉或頭部變形時就要手術了，因此，儘可能早點治好。

以上是嬰兒所患先天性斜頸。此外，大人的疾病也不少，如風濕性斜頸、炎症性斜頸（由頭部淋巴節炎發生）、瘢痕性斜頸（火傷等原因）、骨性斜頸（由外傷或結核發生）及痙直性斜頸、麻痺性斜頸等。

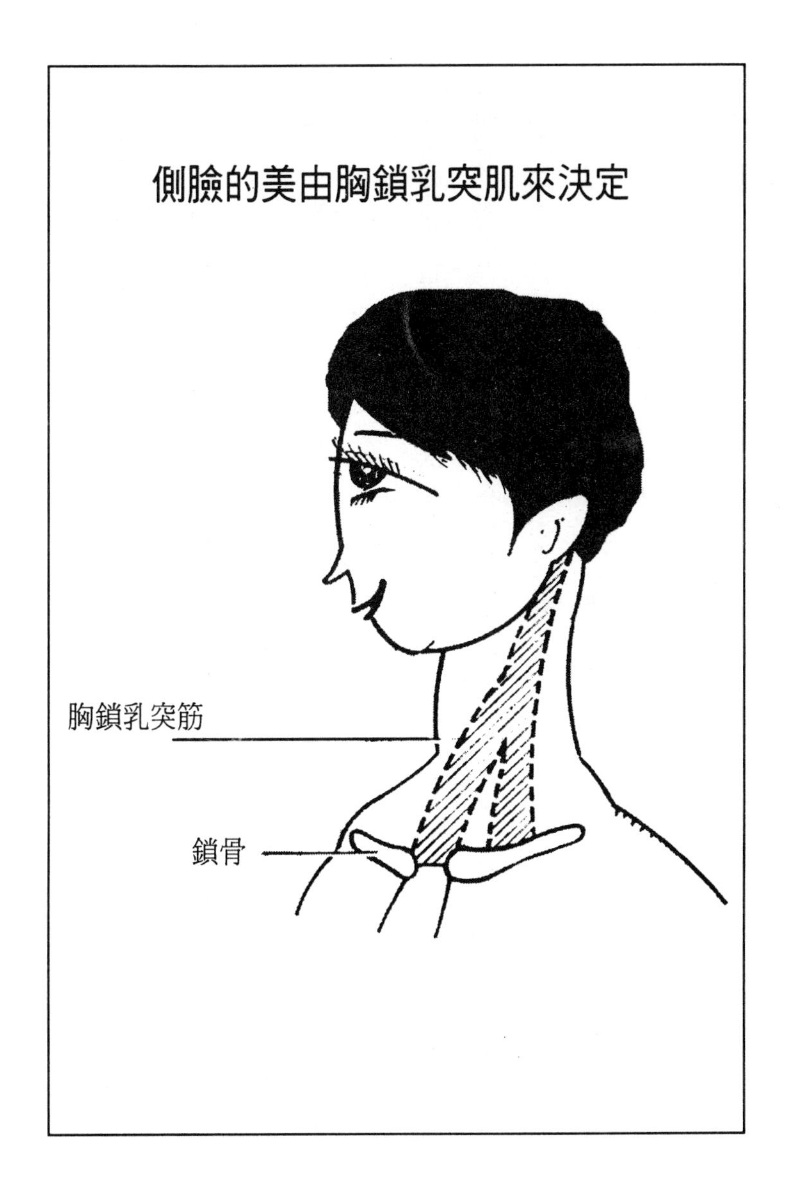
側臉的美由胸鎖乳突肌來決定
胸鎖乳突筋
鎖骨

陰莖長的人不必自傲

女性們，妳喜歡羊羹或是長條蛋糕呢？咦！是蛋糕，這就糟了。

根據某女性的意見，東方男子就像海棉包住羊羹一樣，而歐美男子則像長條蛋糕海棉體一樣。羊羹就像東方男性標準的陰莖，當然不合這規格的人很多。

你是否知道男性性器的大小呢？根據六十年前某權威學會的研究報告，男性陰莖的長度為十二公分，陰莖周圍為十．五公分，龜頭長度為四公分弱，龜頭周圍為十二公分弱。而歐美人士陰莖長度為十五～六公分，比東方人多三公分長，這些數字為完全興奮狀態時所示的數字，普通狀況比較小。

當然，這些數字也會因人而異，據某大學的調查研究：

①身材高、體格壯碩的男性性器較長。

②身材瘦、體格弱小的男性性器較小。

③身材小、但矮胖且肌肉結實的男性性器膨脹係數大，且有彈性。

天生男性性器大的人當然是不錯的，但是，最近突然一直增大者可要注意了，因為會染有許多疾病。男孩性器漸漸像大人似的變大，是荷爾蒙異常的早發青春期症，大人性器突然變大，是心臟或腎臟不好時因浮腫而引起的，最可怕的是象皮病。

象皮病是淋巴管閉塞，導致性器變大的疾病。例如，線狀蟲症（一種寄生蟲）的象皮病，自古以來就為人所知。世界上因線狀蟲症所感染的病人據估計約有一億九千萬人，讀者們一定會吃驚，線狀蟲中以曼古羅浮德（音譯）線狀蟲為有名。它在人體內寄生，使性器陰囊變得異常大。病情嚴重時，陰囊大如頭部，在地面上拖拉。

曼古羅浮德線狀蟲的媒介物為蟹類，輕微的象皮病，有治療藥物，目前尚未遇過嚴重的象皮病。因為此種疾病而使性器變大當然不好，但一般健康的人多少都喜歡自己的性器大些。

但根據女性們證言，男性性器過大也不太好，就像口中塞滿長條蛋糕一樣，全然不知味道，女性對作愛性事而言，還是東方男性最好。

而且作愛性事，並非以「大小」來決定勝負，而是「心靈溝通」與「技術」取勝，如果心靈溝通，必定能使女性得到滿足。

強力摩擦大腿內側睪丸向上吊為正常

橫躺著時，突然向腳心內搔癢，腳趾會向腳底方向彎曲，同時腳、膝、腿也都自然彎曲了。這在專門術語來說是「腳底反射」或「足蹠反射」，當然這在生理上來說是正常的反射。此外，人體內還有各種各樣的反射，能引起這些反射的人才正常，若一點也不會引起反射者或許多少有點異常。

先談到男性身體的意外反射。

「摩擦大腿內側上部的皮膚時，被摩擦側的睪丸會反射性吊起。」是吊起的才正常，若不會吊起則為異常。但要注意的是，若自己刻意地去做可能做不好。

一直擔心吊起或不吊起來做，是不能做好的，突然被人觸摸時，正常的人必定會吊起，可要求自己的太太在夜晚時來做較正確。若不能吊起的人似乎是異常了，此為疾病狀態，顯示出神經系中連繫隨意運動錐體路有了障礙。

錐體路即從大腦皮質運動領域到與脊髓相通的神經系，與運動有極深的關係。「睪丸不向上吊者」顯示為神經系異常，即腦或神經可能異常，醫學上稱此反射為「提睪反射」。

腹部的生理反射，稱為「腹壁反射」或腹皮反射，「強力摩擦腹壁時，腹肌是否收縮？」若是收縮的話，則為正常，不收縮則為異常，這也是錐體路障礙時看不見的反射。

代表性的疾病有多發性硬化症，當然也有例外。過於肥胖的人或是腹部肥大者，即使神經不異常，大都不會顯示此種反射，此時不必擔心。

又有另一種反射，必須要醫師的檢查，在診斷神經系疾病時是很重要的。「摩擦肛門附近的皮膚時，肛門括約肌是否收縮？」收縮的人為正常，不收縮者則為異常。

決定美女的條件

看準女友最漂亮的部分，適當的恭維一番，一定可使對方成為你的俘虜。法國的布蘭多姆，將美女的條件列為三十條，其中有一些很適用於女性，恭維她最美的部分，一定能博得伊人的歡心。

「美女的三十個條件」——

三白：肌膚、牙齒、手均白。

三黑：瞳孔、眉毛、睫毛均黑。

三紅：唇、頰、指甲均紅。
三長：身體、頭髮、四肢均長。
三短：牙齒、耳朵、腳趾。
三寬：胸、額、眉與眉之間均寬。
三狹：口、腰、腳頭均狹。
三大；臀部、大腿、腿肚均大。
三細：指、頭、鼻均細。
三小；乳首、鼻、頭均小。
再談談中國的「美人像」作參考，中國女人相法中有九美之相。
一：頭圓、額平。
二：骨細、皮膚光滑艷麗。
三：唇紅、齒白。
四：眉長、眼美。

五：指細、手掌肉豐厚、肌膚細緻。
六；說話聲音細小、柔美、甜圓。
七：笑時氣質高貴、不淫蕩、口不張大。
八：步法沈靜，坐時亦穩重。
九：皮膚美 且含香味。
當然美人的條件也是隨時代而改變的，現代是男女不分的時代，像這樣的美人已漸漸減少了。

女性決定性的性感帶在何處

《內科診斷學》為醫學院學生必修的科目之一，其中這樣記載著：
「縮徑反射＝為女子子宮肌所發生的收縮反射。」
「提睪肌反射＝摩擦大腿內側上部的皮膚時，其側的睪丸反射性地向上吊……。」

子宮收縮時的快樂為另一問題，但女性大腿內側上部為性感帶是毫無問題的。

怎樣的女性才感度良好呢?觀相術認為下列的相為性事高潮極佳。

⊙小口的女性——緊縮力良好。

⊙唇厚且呈漂亮紅色的女性——性事堅固，特別是上唇中央肉厚，緊縮良好的女性感度良好。

⊙斜視的女性——格調最高，為擁有妙器，或良好性器者。

⊙面頰豐富的女性——性事完畢，還是深情款款，纏綿不絕。

⊙耳垂豐滿有彈力的女性——感度良好。

⊙笑時鼻部有小皺紋的女性——為擁有良好的性器者。

⊙外股的女性——緊縮度良好。

⊙柳腰的女性——感度良好型。

以上是引用觀相術大家的諸說，為什麼會分為這些類別呢？在醫學上也說不出。「只是感覺到感度性良好」，實在是不可思議，不愧是中國三千年歷史的精華。

陰毛多的女性不必自傲

毛異常多，醫學上稱為多毛症，在說明之前，先說一些有參考價值的方法。這是依陰毛的生法來判斷相性，當然這與醫學上毫無關係。而是中國歷經三千年傳下的觀相術統計學。

將男、女陰毛的長法可分為「男面」與「女面」二種，所謂男面即生成菱形狀，女面是生成逆三角形。再細分的話，又有「妾面」與「娼妓面」。「妾面」指恥骨深處，即從外部看來，不易看見的重要部分只生一點點毛的女性而言；「娼妓面」則如鐵塔般，在肚臍下方，片面生得茂密狀態而言。

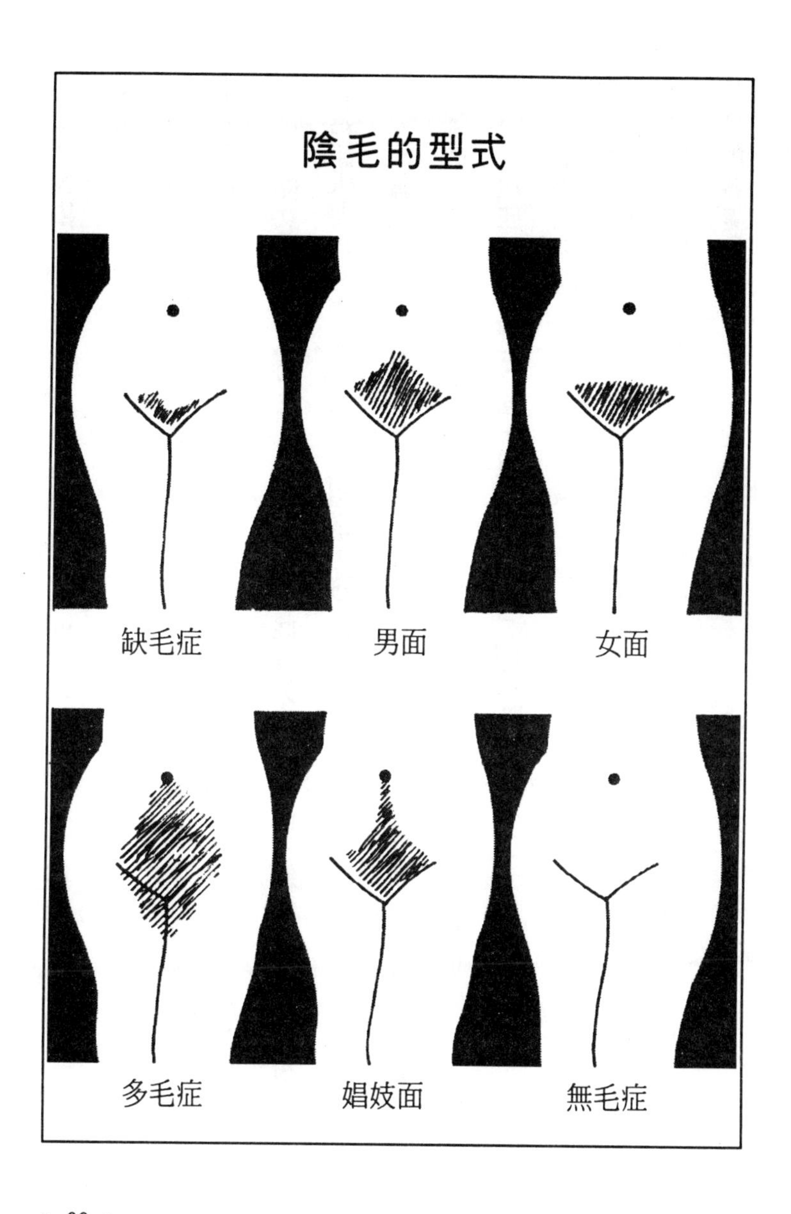
陰毛的型式
缺毛症
男面
女面
多毛症
娼妓面
無毛症

在醫學上又追加上「缺毛症」（毛很少的狀態）和「無毛症」名詞，均為病態。

下腹部的毛太多也不好，但太少也是不行的。從前有些男性喜歡無毛的女性。無毛症實在是疾病，男性所以會喜歡可能是聽說「陰毛少的女性多淫」，多淫，即女性的淫水較多，較潤濕，但此為男人的想像，絕無科學根據可言。因為淫水與陰毛生長的部分有相當距離，一點關係也沒有。

根據觀相術統計，女性大多為「女面」，男性為「男面」與「娼妓面」，但若變成相反則完全改觀了。女性之中也有例外的生為「男面」或「娼妓面」，這些女性性慾較強，但與「女面」的男性較投緣。

醫學上來說，毛異常多時為「多毛症」，已說明過，女性多毛者「善於性事，能使對方喜悅」，是沒這回事的，此為病態且內分泌系統異常者較多。因副腎性器症候群，卵巢男性化細胞腫瘍發生者較多。發生此病時，不僅多毛，且身體各處呈男性化，若突然體毛變多，身體狀況有異時，還是接受檢查。

碗形乳房是否感度好

女性乳房的形式有多種，但有人說「碗形」乳房性事最佳，而且擁有此種形式乳房的女性，感度良好，男性在一瞬間即成為愛情俘虜。

的確擁有豐滿乳房的女性比飛機場（胸部平坦者）型似女性易博得男性歡悅，而且擁有這樣美好的胸部，當然令人感覺到與之性交一定感度良好。但也有人主張飛機場型的女性感度較好，乳房與性交時的感度是否良好實在很有疑問的，在此以醫學上的觀點來談談乳房的事。

乳房有許多形式，解剖學上依乳房的高度分為三型，又依硬度將其分為三型，共計六型分類。成熟女性乳房的底面積直徑為十～十二公分，將其乘三．一四就可算出面積來，的確是不小。乳房尖端稱為乳頭，通過此部分的軸長與乳房底面半徑比較，分為三型。看一〇三頁圖較易了解。

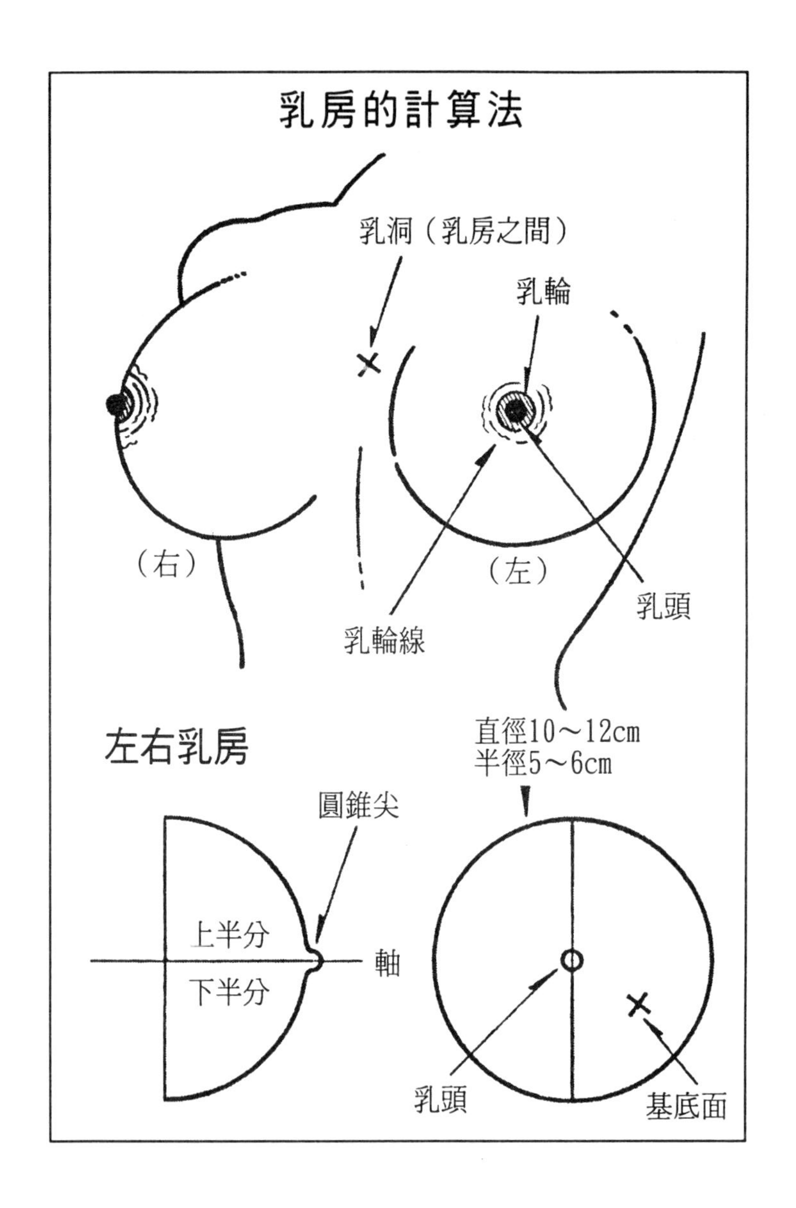
乳房的計算法
乳洞（乳房之間）
乳輪
（右）
（左）
乳頭
乳輪線
左右乳房
直徑10～12cm
半徑5～6cm
圓錐尖
上半分
軸
下半分
乳頭
基底面

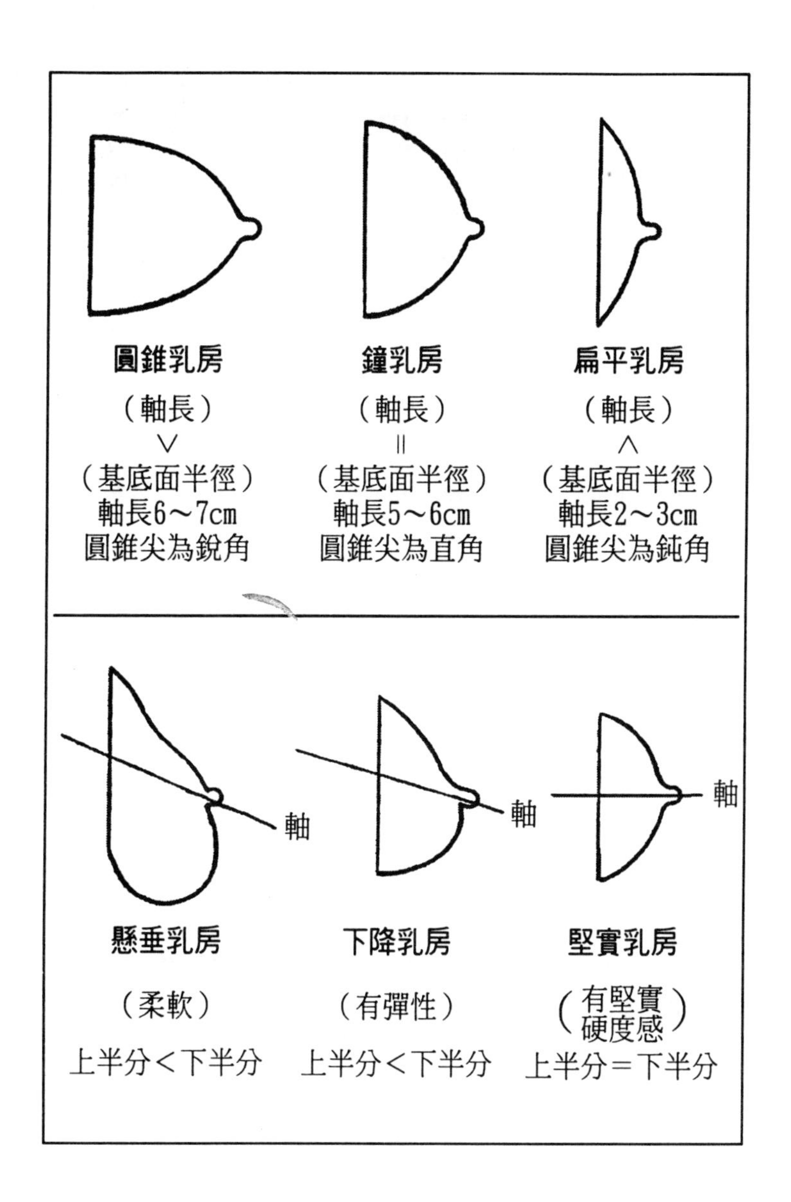
圓錐乳房
（軸長）
∨
（基底面半徑）
軸長6～7cm
圓錐尖為銳角
鐘乳房
（軸長）
=
（基底面半徑）
軸長5～6cm
圓錐尖為直角
扁平乳房
（軸長）
∧
（基底面半徑）
軸長2～3cm
圓錐尖為鈍角
軸
軸
軸
懸垂乳房
（柔軟）
上半分<下半分
下降乳房
（有彈性）
上半分<下半分
堅實乳房
（有堅實硬度感）
上半分＝下半分

請比較一下圖示的扁平乳房、鐘乳房、圓錐乳房（或梨狀乳房），依硬度分為堅實乳房、下降乳房、懸垂乳房。另外，又有些其他名稱，列出作參考，例如無乳房、無乳頭、小乳房、扁乳頭、陷沒乳頭、裂狀乳頭、迷入乳房、多乳房、女性化乳房（男性），顧名思義，大家大概可以了解。多多少少與普通的乳房有所不同。

其中常見的如「陷沒乳頭」，此為乳頭陷入乳房中，嚴重時看不清楚，對此種乳房最感困擾的是嬰兒，想吸奶也沒辦法吸到。而對男性來說也像掉了釦子的襯衫一樣，用手觸摸，感覺怪怪的。但請放心，有好的治療法。可要求丈夫每晚代替嬰兒吸吮，一定可以治好，而且沒比這種使患者更高興的治療法了。

其次談到「碗形」乳房，可將它看為鐘乳房與下降乳房的合成體，的確是有魅力。但俗說兩邊乳房之間狹小的女性，有點愚笨，輕微的性事不能使她滿足，喜歡徹底攻擊型的男性。

正常女性被戀人觸摸性感帶會起雞皮疙瘩

可能有些人會認為這是謬論，因為身體被戀人觸摸時起雞皮疙瘩，實在無法想像出他（她）們是如何維持戀愛關係。但在醫學上來說卻是不必擔心的，醫學上稱為鵞膚反射，為醫學用語，即起雞皮疙瘩。

肩、頸部、腋窩、大腿內側的皮膚，對女性來說都是非常敏感的地帶，在此地帶用手指摩擦、壓迫時會起雞皮疙瘩，此為皮膚的立毛肌收縮，而使皮膚表面有沙沙之感。起大、小雞皮疙瘩為正常現象，即使戀人之間發生此事，也並非不可思議。

男性接觸到女友性感帶的瞬間，若女友被接觸到的部位起雞皮疙瘩，也不可感到憤怒。

「怎麼了，妳是不是嫌棄我了？」或許男性會變色也說不定，但起雞皮疙瘩的女性是正常現象，決不可誤會她。

鵞膚反射為交感神經所引起，若脊髓有病時，就不會引起此種反射。

但若是常常引起嚴重的雞皮疙瘩，就有些令人擔心了。當然引起雞皮疙瘩也有限度，稍微刺激就引起嚴重的雞皮疙瘩，可能是脊髓或錐體路的異常，一切事物總是有其限度的。

肥胖的女性性能力低？

最近女性對於「苗條」，一直夢寐以求，蔚然成風。在此談談醫學上的肥胖看法。肥胖可視為代謝異常，過度的肥胖，是身體各部異常，絕不是好事，下列一些肥胖的特徵。

①超過標準體重的二十～三十％以上者稱為肥胖症。關於標準體重的算法有多種，最易了解的方法為下列方式。

標準體重（kg）＝身高（cm）－105
（但是標準體重的±10%還算正常）

②肥胖症分為單純性肥胖症與症候性肥胖症。單純性肥胖者為體質遺傳因素的一種肥胖症，肥胖者九九％都屬於此種型式；而症候性肥胖是內分泌的疾病或腦異常疾病，為身體異常所引起的肥胖症。因此，肥胖者大半是單純性肥胖。肥胖與遺傳體質的關係也有多種，而人種的肥胖傾向及家族性肥胖傾向，是存在的事實。

③日常飲食和習慣為肥胖原因。在此以單純性肥胖為話題中心，卡路里的攝取量，比消費量多時就會肥胖。更簡易的說，光是吃、喝，而不運動，工作時就胖起來了。但也有瘦的人大吃大喝卻胖不起來，則是體質的因素。

脂肪攝取過多，醣質攝取過多，以及蛋白質攝取過多，都是造成肥胖的原因。此外，工作與環境也是肥胖的一大原因，若是你周圍有肥胖的人，請觀察

標 準 體 重

男子			女子
體重	身高		體重
Kg	Cm	尺	Kg
70.9	180	5.94	65.9
70.1	179	5.91	65.6
69.3	178	5.87	65.2
68.5	177	5.84	64.9
67.7	176	5.80	64.4
66.9	175	5.76	64.0
66.1	174	5.74	63.8
65.4	173	5.71	63.5
64.7	172	5.68	63.2
64.0	171	5.64	62.7
63.3	170	5.61	62.4
62.6	169	5.58	61.7
61.9	168	5.54	61.0
61.2	167	5.51	60.3
60.5	166	5.48	59.6
59.8	165	5.45	58.9
59.1	164	5.41	58.3
58.5	163	5.38	57.7
57.9	162	5.35	57.1
57.3	161	5.31	56.5
56.7	160	5.28	55.9
56.1	159	5.25	55.3
55.5	158	5.21	54.7
55.0	157	5.18	54.1
54.5	156	5.15	53.5
54.0	155	5.12	53.0
53.6	154	5.08	52.5
53.3	153	5.05	52.0
52.9	152	5.02	51.5
52.6	151	4.98	51.0
52.2	150	4.95	50.5
51.9	149	4.92	50.1
51.5	148	4.88	49.7

註：比標準體重多10%為輕度肥胖症
　　比標準體重多20%為重度肥胖症

他（她）們看看，肥胖者實在很會吃，食慾非常好，當然越來越胖了。

肥胖者若染上了疾病接受手術，則病者與醫生雙方都很辛苦。體內滿是脂肪，依據病理解剖，肥胖者體內脂肪組織不僅存有脂肪，更甚者，脂肪黏於心臟、腎臟等重要器官，脂肪成分，幾乎是中性脂肪。

嚴重肥胖者，有何病狀呢？說明如下：

・形成二重顎＝也就是我們常說的「雙下巴」。

・出摩擦疹＝例如，上面提過的大腿擦傷等，而且並非僅限於腿間，乳房下部、縮徑部分、肉與肉接觸部分都會發生皮膚炎。

・容易疲勞、流汗。

・生殖器的機能不好＝男性的性慾漸漸低落，女性月經減少、出血、更年期也很早就來。大腿容易擦傷（穿褲子摩擦時）的肥胖女性與肥胖男性同樣的性慾減退，性能力變弱，若是肥胖女性的性慾旺盛，每晚和酒桶般的女人摔角豈不是累死了。

肥胖者若一直持續下去，身體將會發生什麼變化呢？

①心臟變肥大。

②發生頻脈、心悸、脈搏不規則症。

③帶有高血壓、冠狀動脈硬化症、心肌障礙等合併症。

④嚴重者會患心臟麻痺症。

⑤呼吸淺且加速。

⑥發生咳嗽、喀痰、血痰。

⑦易患慢性支氣管炎、支氣管肺炎。

⑧脂肪停滯於肝臟使肝臟機能變壞。

⑨易引起膽石症。

⑩胰臟變壞，特別是女性容易引起肥胖症、偏頭痛、膽囊症等疾病。

⑪易引起腎結石。

⑫乳房異常變大。

⑬神經系異常。

Ⓐ變成無氣力、冷漠、怠惰。

Ⓑ不爽快、神經過敏、易哭泣。

Ⓒ頭痛、頭暈、耳鳴、頭昏眼花。

Ⓓ失眠、嗜睡。

⑭易患濕疹，易引起皮膚的化膿疾病。

⑮易引起神經痛、腰痛、肌肉痛。

以上所介紹的是引自《內科學》一書。由醫學上看來，肥胖者絕不樂觀。還是保持標準體重對健康較好。而肥胖症要如何來治療？以下介紹醫學上的重點式療法：

①邊吃邊減體重——

有些人認為為了減肥，絕食是最好的方法，但這是錯誤的。一天要用餐三次，且減少體重才是上策。有些肥胖者，一天只吃一餐，其他兩餐忍了下來，反而會得反效果。例如，一天一餐，但宵夜時又大吃，身體中脂肪合成比平時更亢進，反而更胖了。每天用三餐，且吃卡路里的食物最重要。

②攝取低卡路里食物——

這是最難的減肥法，還是聽醫師指示較好。不但要考慮到營養平衡，且要計算工作量與決定卡路里的攝取，算是很頭痛的了。而肥胖可能是內臟異常，若照自己方法來減量非常危險，一定要接受檢查再行減肥。

③運動療法——

體操、游泳、溫水浴、按摩、園藝等，對減肥有所幫助，但也有應注意的事項，肥胖者因心臟肥大等內臟異常者不少，故不與醫生商量時，容易得反效果。

④精神療法——

有集團療法與行動療法等各種方法。現在所說的低卡路里食物療法，及各種方法採取適當者，認真的去做，減肥絕對不再是夢想了。

由足部內側可猜其職業

腳在醫學骨相術上極重要。並非只看腳的形態，由腳的運動來看，就可發現身體的各種異常。在此談到由腳底來猜猜他人的職業。

當我們與人會面時的第一印象，大概可猜測出他的職業。律師有律師的氣質，銀行職員也有其特質，其他勞動工人，一看立即可知。運動選手（例如舉重選手）大概也可看出來。「為什麼看得出來呢？」大概所有的人都不能圓滿地回答出來。總之，大概是我們眼睛的直覺吧！

談到有關腳的問題，與職業關係最深的「腳」有「扁平足」。在腳內側有腳掌心部分，一般人站立於地板時腳掌心不着於地板上。但扁平足的人，則腳掌心完全看不見。因此，站立時整個腳掌都着於地板上。

扁平足在醫學上有許多分法，其中最為人所知的扁平足有「徒弟扁平足」

專門名稱是「靜力學扁平足」。由徒弟這句話我們可聯想到一定與工作或環境有關，在從前的職業有所謂學徒制度，學徒們都忙得不可開交，連坐下休息時間都沒有，因此腳的裏側成扁平，腳掌心也消失了。

在水泥地上站著做事的人，帶有扁平足的也很多。例如，理髮師、角力者、船員等。這些人並非天生就是扁平足，但足部肌肉強的人，經過長久站立工作，還是有腳掌心的。此外，一般嬰孩腳掌心還看不太明顯，故不必太擔心「這個孩子是扁平足」。

扁平足過劇時會引起腳痛，而疼痛在站立時才發生，坐著時就不會了，這種狀態持續下去，要想工作也是不行的。還有一種炎症性扁平足，足部腫大、出汗、不能步行，這就要治療了。

扁平足的辨別法，可在站立時由家裏的人來看腳內側是否異樣。另外，還有一種清楚的辨別法，扁平足因為都是體重傾向鞋後跟內側，故由鞋後跟的磨破處就可知道，若是鞋後跟內側磨得太厲害就有扁平足之虞。

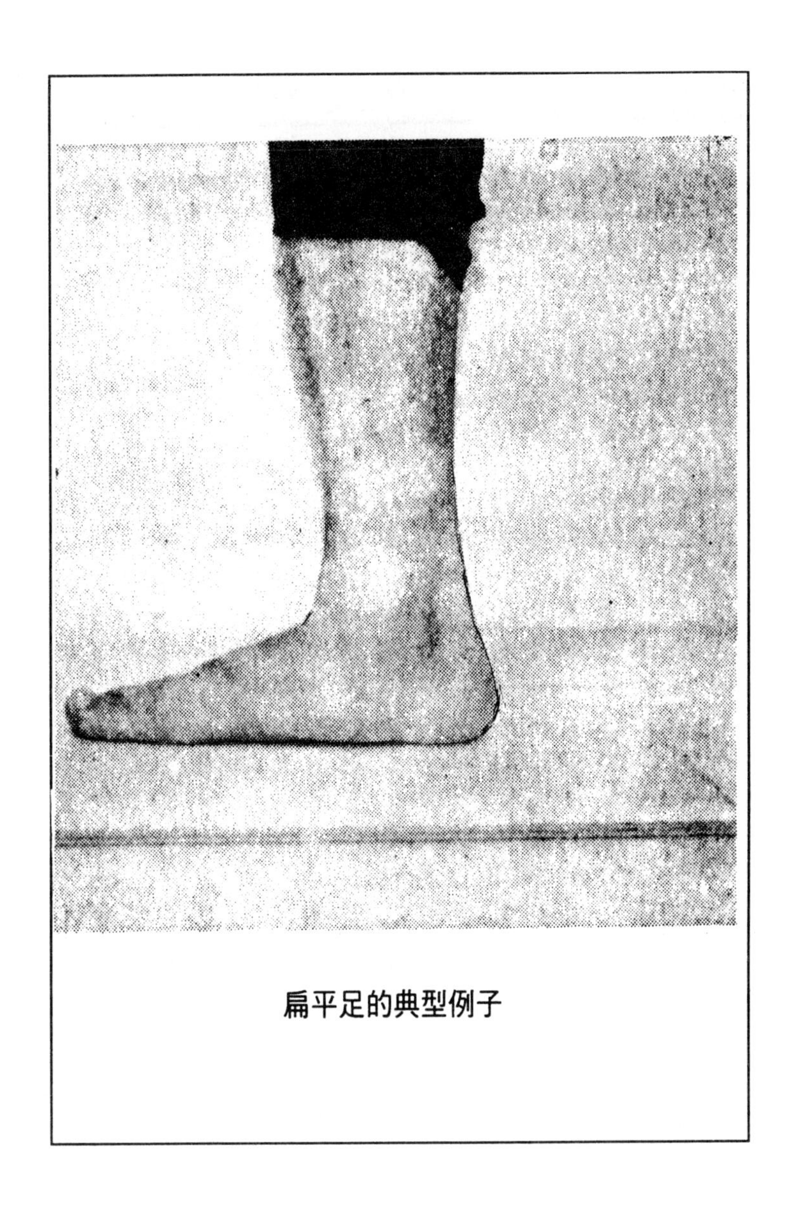

扁平足的典型例子

若是你有扁平足也不必過於失望，依據某學者說，短距離跑者具有與扁平足相近的腳，而且扁平足的足內側比一般有足心者，接觸地面面積較多，故運動能力較佳。

清朝的「纏足」，即女性特意將腳弄小，現代女性也有故意穿小的高跟鞋，以虐待腳的人也不少。

「赤腳的伯爵夫人」為一幅名畫，男性們也是喜歡看漂亮的腳，與其章魚般似的小腳，不如大點，有健康腳的人，較有魅力，女性讀者妳認為如何？

手腳異常大的人下垂體有問題

身體末端部份變異常大的人，是有病的。手和腳，以及下顎、頰骨等漸漸變肥大，是患有「前端巨大症」的疾病，但天生手、腳或顎比別人大的並不算是異常。

青年時期以後，手、腳漸漸變大時就要注意了，可能是下垂體疾病。第二次世界大戰結束不久，移植牛的下垂體至身體以便增加身高，或做駐顏術，一時希望移植的女性均蜂擁到醫院，連牛下垂體也供不應求，可見那時風氣之盛。

下垂體為頭部〇．六公克的極小臟器，為人體極重要部分，人體內有各種分泌荷爾蒙的臟器，而下垂體則具有控制荷爾蒙的功用。

下垂體分前葉與後葉兩部分，而分泌各種荷爾蒙，以調節身體。

由下垂體前葉分泌成長荷爾蒙、性腺刺激荷爾蒙、副腎皮質刺激荷爾蒙、甲狀腺刺激荷爾蒙、乳汁分泌刺激荷爾蒙等，而從下垂體後葉分泌抗利尿物質。

由荷爾蒙的名稱可猜知其功用，為人體成長及性器功能不可缺少的臟器。

但是，下垂體也是染病較多的部分，與普通的臟器不同，為分泌特殊荷爾蒙之處，故有異常發生時，就會產生奇妙現象，如「前端巨大症」，此疾病在下垂體前葉會生出腺腫的腫瘍，為前葉荷爾蒙分泌過剩所引起，即下垂體機能亢進的疾病。

「前端巨大症」別名「肢肥大症」或「先端肥大症」，為身體末端部分漸漸變大。最近突然鞋子穿不下了，或是在寒冷地方的人「最近所戴的手套變小了」，可能就是發病開端。

成人過了青年期，突然手或腳再成長是不可能的，故要考慮到可能身體某部分異常。成年男性患陽痿，女性患無月經者頗多，三十歲以前有這些症狀則要注意了，陽痿或生理異常大都是此病的開端。因為下垂體前葉分泌成長荷爾蒙，及性腺刺激荷爾蒙，所以異常時會發生此症。

此外，還會顯現出各種症狀，特別是臉部，顎骨突出，下顎異常的大，整個臉部如馬面似的變長，鼻、頰、上眼窩部分變成肥大。而且牙齒的咬嚼也不良，毛非常多，男女均是多毛症。

但一般說來，這種疾病還很稀少，因而手、腳有點大也不必過於擔心。

正常人下垂體突然的變大，是女性懷孕時發生的。女性懷孕時，下垂體突然變成二倍大，故懷孕女性的臉部很像「前端肥大症」患者的臉，等生產以後下垂體就會恢復正常，臉部也恢復原狀，不必擔心。

如鴨子步行者——股關節不良

鴨子走路時，臀部突出，左右搖擺地走著，而有些人的步法與鴨子的步法很相像，稱為鴨步或蹣跚步法，這是病態步法，要注意。特別是小孩患先天性股關節脫臼症，兩側的股關節脫臼時就有這種特別步法。臀部向後突出，肩部左右搖動地走著，立刻可以看出。

小孩走路顛顛倒倒的像鴨步一樣時，就要給整形外科醫師看看較好。

先天性股關節脫臼，要在乳兒期時就治療，過了三～四歲要完全治好是很困難的。此疾病的發現並不困難，在替孩子換尿布時注意一下就可以了。以下是先天性股關節脫臼的特徵及症狀。

走路顛顛倒倒前的幼兒症狀

・**女孩較多**——以男孩對女孩為一比五～六的比率，為女孩較多的疾病。

・**叉腿張開不良**——股關節呈直角彎曲，運動時向外張開，正常的幼兒，膝外側部分碰於床部，但是脫臼的小孩，脫臼側的膝部無法著於床部。必須在乳幼兒定期檢診時接受檢查。

・**下肢的長度左右不同**——足部左右拉開比較一下，長度不同，而且仰著睡時，將膝部彎曲，合在一起比較時，左右膝部高度不同，脫臼者較低。

・**大腿部分的皮膚溝左右不同**——仰著睡，將足部伸長時大腿部分有幾條的溝痕，稱為大腿皮膚溝，脫臼者左右的皮膚溝數不同，正常的小孩左右溝數相同。

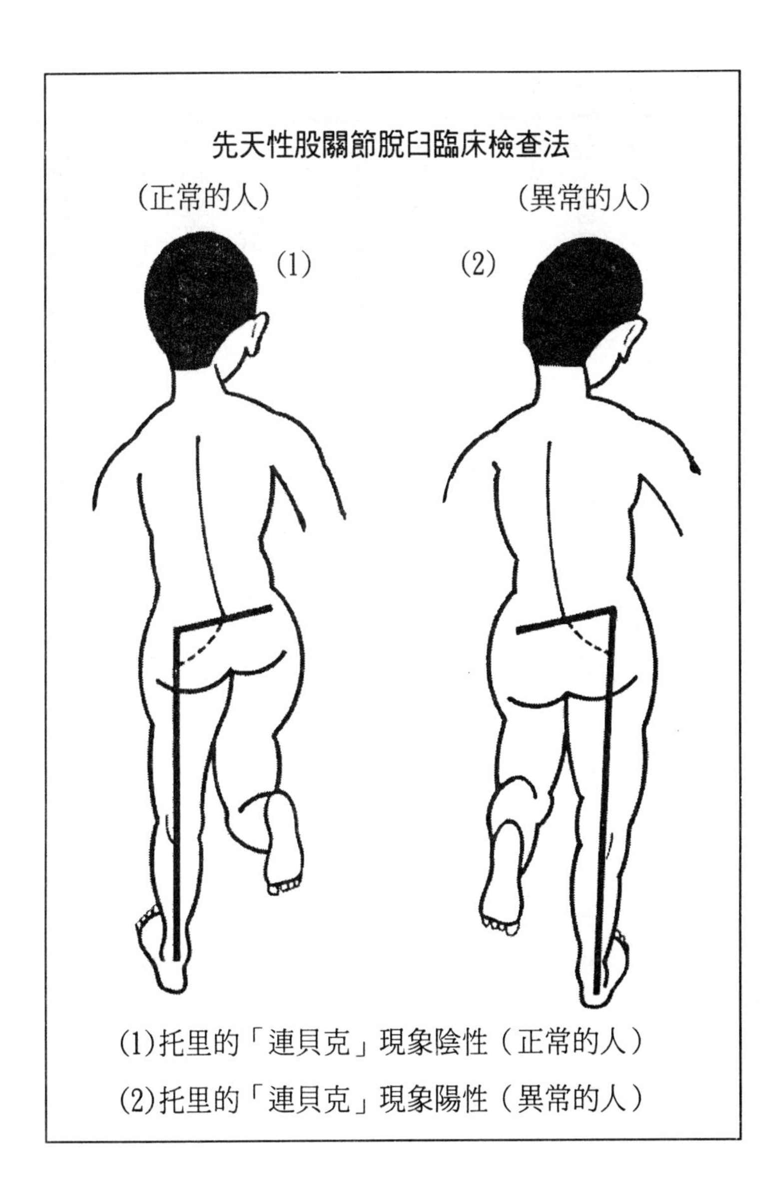
先天性股關節脫臼臨床檢查法
(正常的人)
(異常的人)
(1)
(2)
(1)托里的「連貝克」現象陰性(正常的人)
(2)托里的「連貝克」現象陽性(異常的人)

幼兒走路顛顛倒倒以後的症狀

・**走路較遲**——正常的小孩，通常在生後一年三個月以內開始學步，脫臼的小孩則學步較遲，故學步較遲的小孩則有脫臼之虞。

・**步法異常**——前面已說明過，脫臼時如鴨子步行的獨特步法，上身向脫臼的方向搖動步行，肩向下。

・**股的張開不良**——與前面所述相同。

・**下肢短縮**——此與前述的症狀一樣。

・**用脫臼側的腳站立時，相反側臀部向下**——這在診斷上稱為「先天性髖關節脫臼」及「髖臼發育不良」（DDH），正常的人用一腳站立時，相反側的臀部不會向下，脫臼時就會如此。但近來發現雖然很多在出生時即可診斷，但不少在出生後再逐漸形成的例子，而且不一定是完全的脫臼，可能只是髖臼對股骨頭的覆蓋不完全。

兩腳靠齊站立閉眼時身體搖動者運動失調

兩腳靠攏站好，再將眼睛閉著，如果突然身體搖動，甚至倒下，則是有問題了，此為發現運動失調症的檢查方法。小腦或脊髓異常，用此方法可得知，身體搖動或倒下為檢查的重點。

運動失調症雖非關節或肌肉一個個的異常，但做複雜的動作或運動時，不能做好的狀態稱為運動失調。

人體在做這些複雜的動作時均需要肌覺、關節覺、大腦、小腦、平衡感覺（眼）、前庭器官的圓滑活動。但是，小腦或脊髓發生異常時，此種複雜動作就無法做好。

前述的起立方法若失常，則有脊髓性運動失調症之虞，應立刻接受檢查。

單腳無法站立者為麻痺不全

對身體健康的人來說，單腳站立並非難事，能簡單地做好。但是，有些人卻無法單腳站立，立刻倒下來，此為病態，在醫學上認為是下肢麻痺不全，是運動麻痺的一種，其他還有各種的麻痺。麻痺不全是即使麻痺，仍能有某種程度的運動，若完全不能運動則稱為完全麻痺。

雖然一隻腳不能站立，但兩腳仍能站立的程度，稱為麻痺不全，若是完全麻痺，就不可能站立。與單腳站立的測試一樣，由上肢也可知麻痺之法。

此法稱為「上肢落下測試」，將手舉成左右相同的水平高，然後稍微停留一下，健康的人均可做出，麻痺的人，其手漸漸下降，無法保持水平。

因此，左右手無法同高，此時若閉上眼睛來作，則差距更大。健康的人，有閉眼、無閉眼均能將手保持水平。

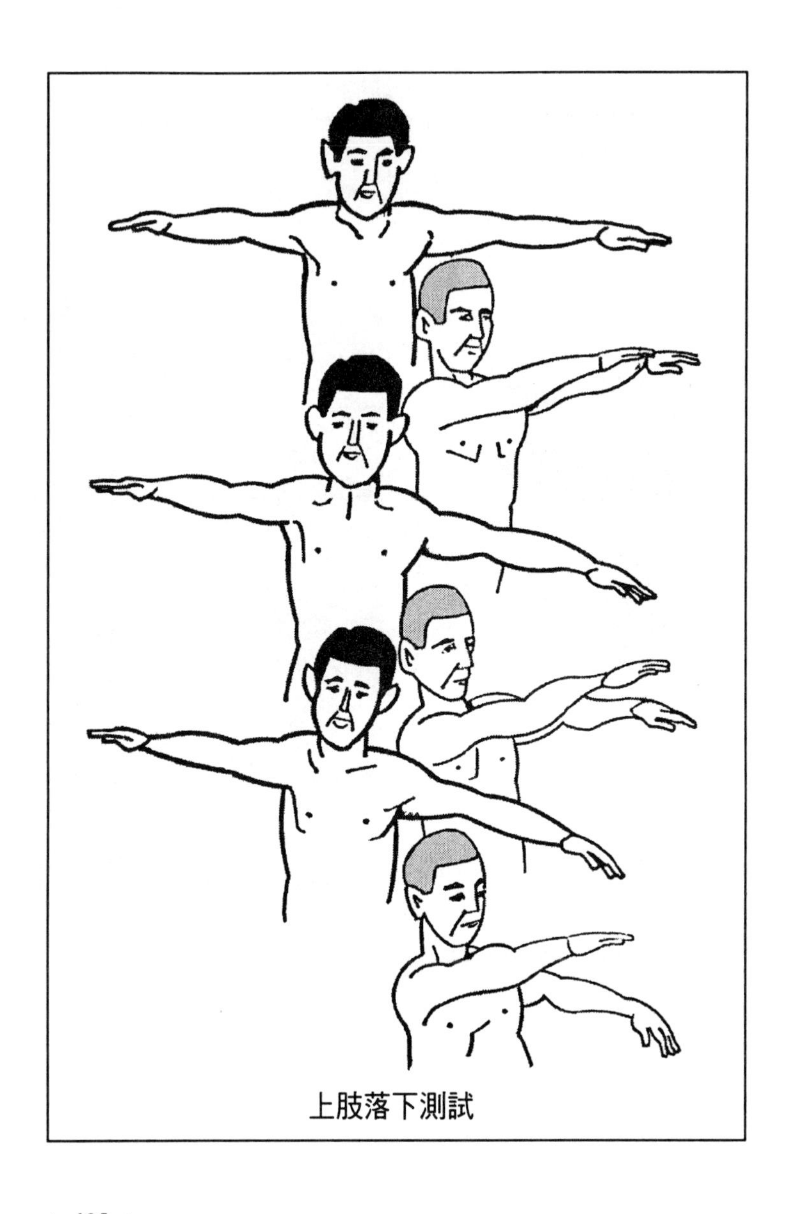

上肢落下測試

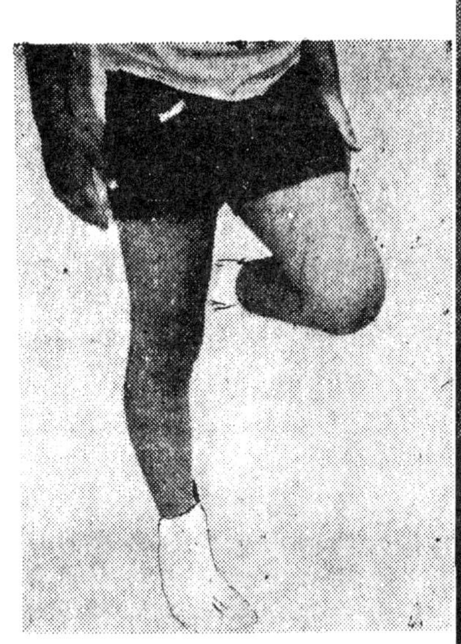

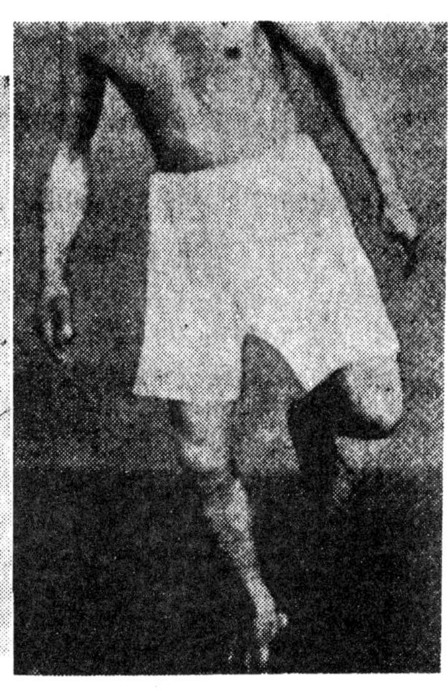

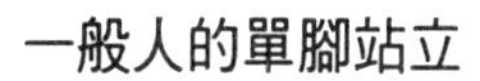

一般人的單腳站立　　異常者

這是極簡單的測試，可發現輕度的麻痺，若有此症立刻給醫生檢查。

拇指與食指不能迅速反覆接觸者──小腦異常

用任何一手均可，將拇指與食指反覆迅速接觸試看看（如一二八圖），正常的人速度相當快，若是動作不快速者，有小腦性運動失調症之虞。

類似前述的動作，將前腕向內側轉動，其次向外側轉動，正常的人動作能快速地做，若是不能快速做的人，有小腦異常之虞，醫學上稱為「拮抗反覆不能症」。

讀者可知人的小腦究竟有何功用呢？由前面的解說你大致可了解，小腦與運動有密切的關係，小腦越發達的動物運動越巧妙。

醫學上小腦具統合不隨意運動功能，小腦異常時，各種運動就無法做好。

例如，因車禍後腦部受傷，損及小腦時，就會留下許多後遺症，肌肉的調

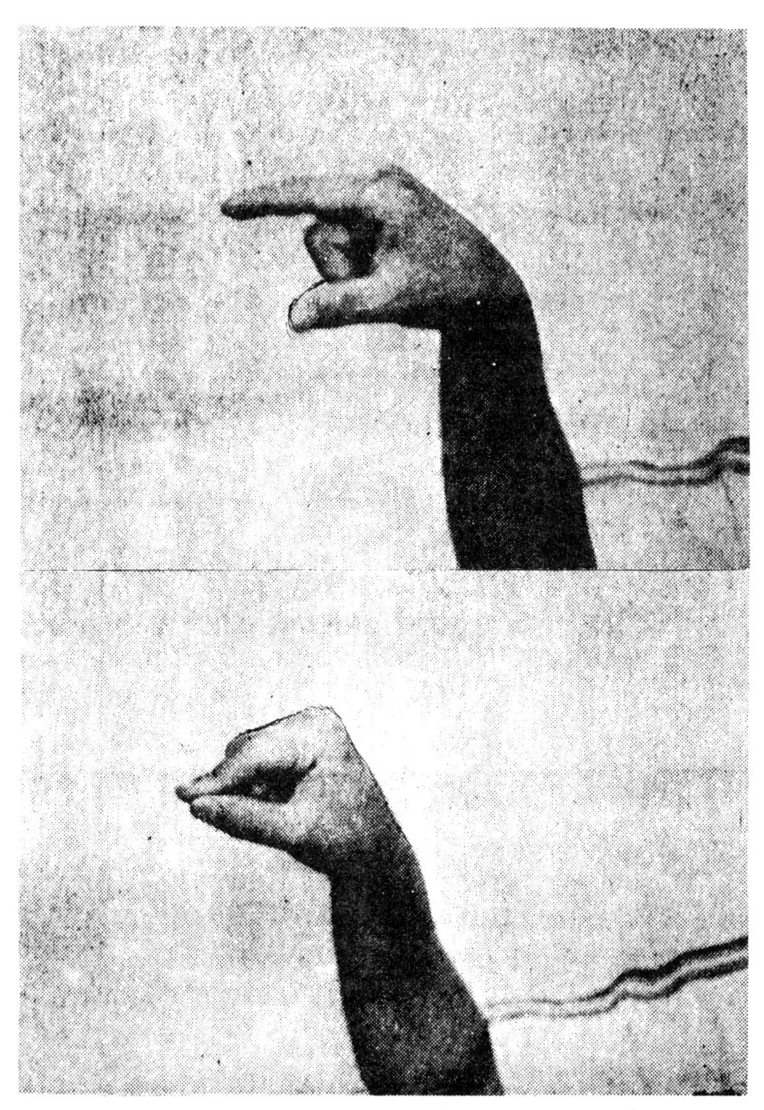

反覆做上下動作

節無法做好，行動如醉漢，稍微複雜點的動作無法做好。而且眼睛也異常，無法凝視於一點。

此為眼球運動的調節失常，並且言語也無法流暢地說出，原因是喉頭的肌肉作用不佳。

由此看來，小腦與肌肉的運動或身體的平衡感覺極深，若將小腦切除來看可更明瞭，以動物作實驗來說明。

動物無小腦時將變成如何呢？義大利的生理學家路奇阿尼，曾將狗的小腦切除一半，手術之後，狗反覆地做出一些奇妙的動作，變成無力狀態，不能保持一定姿勢，運動也不能做好。

由此可見小腦雖與維持生命無關，但對調節運動卻有極大作用，若將小腦全部切除，動物還可以維持長久的生命。

兩手的指與指無法迅速接觸者——患運動失調症

首先實際來做看看吧。

最初將眼睛張開，兩手的食指由遠處迅速接近接觸，此時兩手的食指指尖是否接觸了？其次閉上眼睛，做相同動作，兩指尖能接觸到的人為正常，（睜開眼、閉眼）指尖完全接觸不到者為異常。而張開眼時指尖接觸不到，閉眼時更嚴重者也是異常，此種簡單的試驗稱為「指指測試」，為發現上肢運動失調症的方法，醫師常使用。

在此介紹另一種類似的測試。

「指鼻測試」——

眼睛張開，食指由遠處迅速接觸鼻尖，然後閉上眼睛再做一次，若指尖接觸到鼻子的人為正常，接觸不到的人為異常。正常人與閉眼、睜開眼無關，均

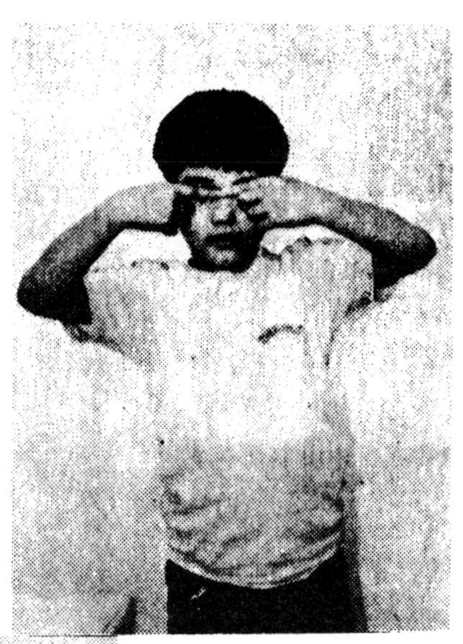

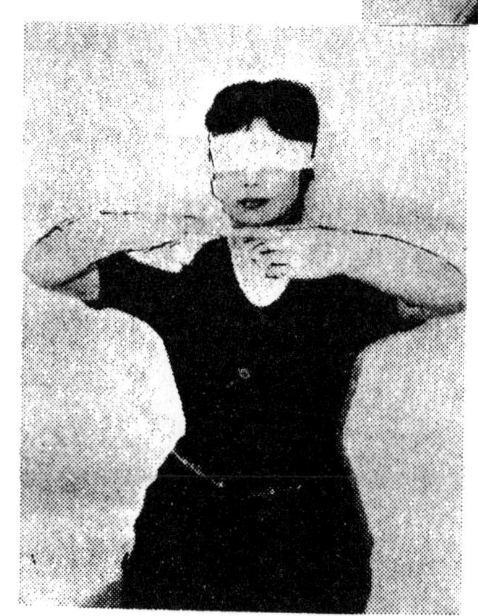

指指測試

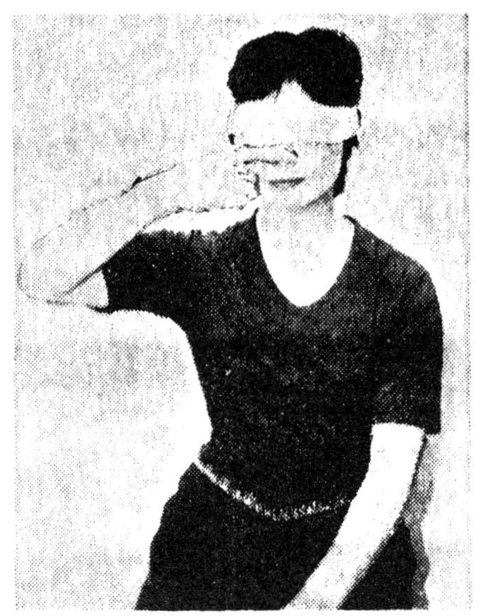

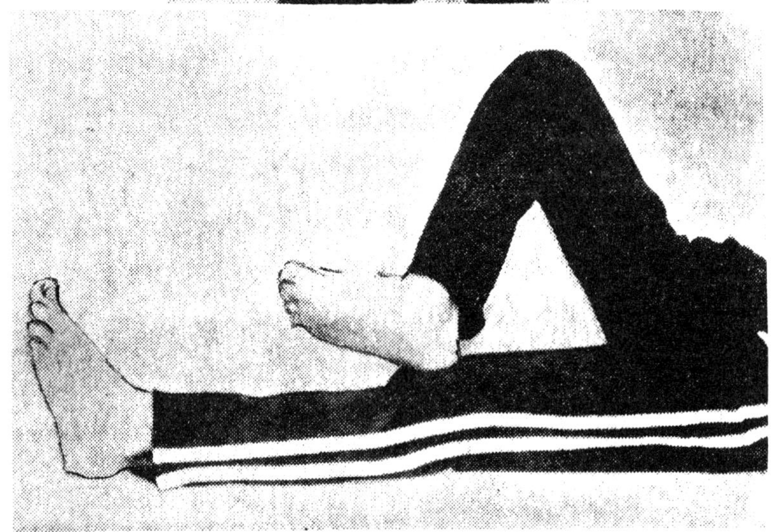

(上)指鼻測試　　(下)膝踝測試

可接觸到。

這也是發現上肢運動失調的測試。

「**膝踝測試**」——

仰著躺睡。右腳腳後跟放在左腳膝蓋上，其次左右腳反覆施行。然後放於膝部腳後跟像在脛部摩擦似的向腳方向移動。這些動作若能順利進行的人為正常，不能做好的人為異常，有下肢運動失調之虞。

有關運動失調症在此簡易地說明。

關節或肌肉雖然沒有異常，但稍微做些複雜的運動，就不能圓滑地做好，此稱為運動失調症。當人要做一個動作時，必須求身體各器官的協調。例如，大腦、小腦、眼、前庭器官、肌肉、關節等。但患運動失調症時，這些器官就無法發揮作用了，當然這是因為一些疾病造成的。

專門上的分類有脊髓性失調症、小腦性失調症、大腦性失調症、迷路性失調症等四大分類，即脊髓、小腦、大腦及前庭器官發生腫瘍或出血時，就易引起運動失調症。

「指指測試」或「指鼻測試」，健康的人均能做得很好，但失調的人則在指與指，指與鼻的接觸上遲鈍無法做好。

握住的東西不想放掉時——腦前頭葉有問題

在此所談並非「威尼斯商人」的故事，與金錢無關，而是腦神經的問題。「手掌接觸到東西時，人雖然並非很有意識，但手想握住其物」並且「東西被人取去時，人在意識裏還是放心不下，一直尋找此物似的」。此稱為「把握反射」，為病態反射，即不發生此種反射的人為正常。腦前頭葉部位的前運動領域若有障礙時，會發生此種反射，可能有腫瘍之虞，要注意。

當然也有例外，如產後不久的嬰兒，就時常發生此種反射。嬰兒的手碰到東西時，無意識之中就想握住東西，這是生理現象絕非異常，故小孩發生「把握反射」為正常，但大人則是異常。

但與此種反射無關，有人「握住了東西，就不想放掉」，這當然也是腦的問題，但並非前頭葉，而是腦的配線某部分起了短路現象，為心病現象。

此外，還有許多健康的人絕對不會發生的病態似的反射現象，人體的上肢或下肢發生此病態反射不少。

洗臉時突然身體搖晃的人神經系統有問題

有些人洗臉時，將臉靠近洗手台，閉上眼睛，突然感到身體搖晃，而像要倒下去似的。

這與前面所介紹的站立測試具有同樣意味。

張開眼睛時，不太會發生此種狀態，但閉眼睛時，就突然發生此現象。這和視覺有重大的關係，因閉眼睛時視覺失去機能，視覺以外異常時，就會發生此種現象。

運動失調症為各種原因所致，前面已說明過，其中小腦和脊髓的原因也是造成失調症之一。

「洗臉現象」也是造成脊髓性失調症的重要症狀。

當然洗臉時稍微搖晃，立刻就判斷是脊髓失調症是錯誤的，特別是飲酒過多的翌日，身體搖搖晃晃是常有的現象，若急送上醫院則是小題大作了。此時的失調症稱為「飲酒過量失調症」，並非疾病。多補充水分，睡個半天覺就可治好。

此外，在患什麼疾病時，會發生洗臉搖晃的現象呢？有惡性貧血、脊髓癆（梅毒是造成原因）及其他稀有的病。糖尿病、酒精中毒時也會出現脊髓性失調症的現象。

寫字過度發抖者為心病之兆

有些人寫字握筆時，手會發抖，寫不出來，這是神經痛的一種。

這種神經症也只有在寫字時才會引起，為其主要特徵，其他時候手指的活動都很正常，握住筷子或做針線的工作時手不會發抖。

當然此病症的最重要原因為神經性因素，所以是一種神經症。根據調查，寫字會發抖的人幾乎都是患神經衰弱、營養不良、過勞、神經疾病等，才會引起寫字發抖。

從事文書工作及學生患神經症較多，要如何治療呢？這的確是令人頭痛的疾病。因為患者對於不能握筆寫字又感到焦慮，所以是治療時的最大障礙。當然最好是暫時離開「寫字」的工作，但頗為困難。首先要治好貧血、營養不良，然後悠哉地到鄉村旅行以治療神經的焦躁，為治療此症的祕訣。

若是仍不能治好，改變用筆也具效果，使用輕的筆或將筆改用毛筆來使用，也可得治癒成效。也有類似寫字發抖症，如小提琴、鋼琴、古箏的演奏者，打卡員、雕刻師，以及擠乳者（現在已改自動化，較少了）也會患和寫字一樣發抖的毛病。

瘦削的人是分裂型氣質

我們常常說「那個人很瘦，是神經質的人」、「那個人很胖，性情很溫和」，以他的體格來判斷其性格。而且大部分的判斷還不致離譜，差太遠。

像這種對人的直感是以前許多人在學術說明上遺留下來的，古代希臘的加里奴斯將人的氣質分為四大類。

多血質——快活、感受性強、不堅忍。

膽汁質——急躁、易怒、精力型。

黑膽汁質——憂鬱、易受感動。

黏液質——遲鈍。

此外，另一位學者印克又將性格分為內向型與外向型，這是較廣的分類，而席路頓的分類更有趣。

他將人的體格分類為三，即內胚葉型、中胚葉型、外胚葉型。在中學時若有學過生物的人，一定知道這些名詞。

內胚葉型——內臟發育良好型。

中胚葉型——骨骼、肌肉發育良好型。

外胚葉型——感覺器官、神經發達型。

這與性格連繫，即內胚葉型為社交型的人，中胚葉型為精力型的人，外胚葉型為內向型的人。

其他還有各種性格分類，在此將「瘦削的人是分裂氣質」說明如下。

這是德國克烈基馬所提倡的。「分裂氣質」的名稱頗難了解，在此引用醫

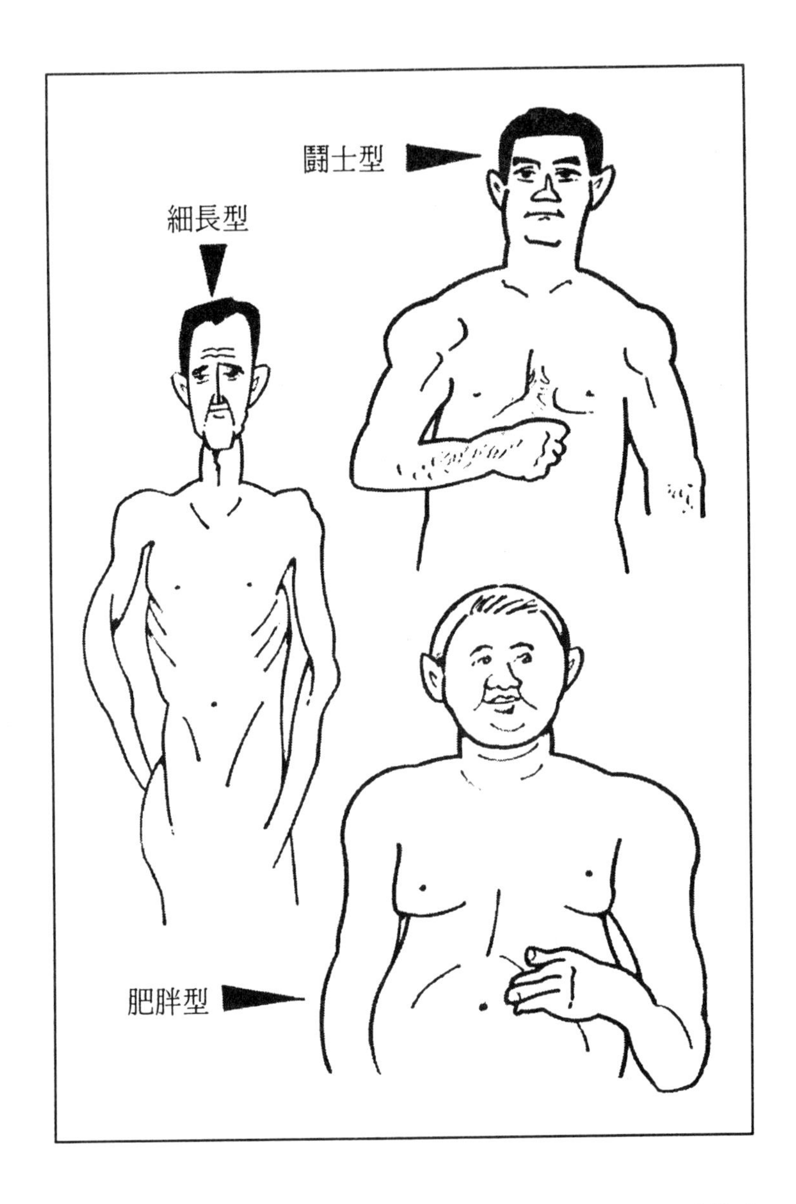
鬪士型
細長型
肥胖型

學教科書說明：

「不是社交性的，內向、保守、認真、不懂幽默、敏感、易受傷害。具有纖細的感受性，神經質易興奮。冷靜、冷淡，對他人漠不關心，同時有兩種矛盾存在，即對他人的態度非常敏感，但對於他人又顯得冷淡、漠不關心。故而容易引起不自然相應的感情反應，對別人態度不關心，敵視、沈溺、瘋狂地崇拜，容易由一極端變成另一極端。成為社會上老練的貴族式人物，對世事抱著理想的理想家，冷酷的支配者，利己主義者，無情的冷血動物。比分裂氣質更嚴重的，屬於性格異常的分裂病質。」

身材瘦削的人，具分裂氣質者較多。

由體格可知性格

德國的克烈基馬學者提倡體格與性格之間有一定的相關性，一九二一年發表《體格與性格》一書，極為有名，至今世界上許多學者仍支持其說。

克烈基馬將體格分為四種類。即細長型、鬪士型、肥胖型、發育不全型。光看這些名詞，讀者大概就可想像其體型。

細長型——體格細長，肩部、胸圍、腹圍狹窄，手腳長但細弱，高鼻、蛋型臉蛋。

鬪士型——骨骼與肌肉非常發達，為勇悍型體型，肩部、胸部寬大，手腳發育良好且大。一眼看去是肌骨隆隆的體型。

肥胖型——與細長型的體格正好相反，胸部、腹部均寬大，特別是腹部至腰脂肪多，手腳短小，頭或臉呈圓型，肥短的頸部，腹部比肩部寬大。

發育不全型——骨骼發育異常，體格如小孩。

這四種類的體格與性格之間有什麼關係呢？

克烈基馬將性格分為二大類，即分裂氣質與循環氣質，其特徵如下：

分裂氣質——內向型、非社交性、害羞、一本正經、敏感、容易被刺傷、保守、神經質、感受性強、孤獨。

循環氣質——外向型、社交性、懂生活情趣、容易親近、善良、明朗、幽默、話少、安閒、穩重。循環氣質具活潑明朗的狀態與穩重、沈靜的個性。

而體格與性格的關係，克烈基馬認為細長型體格的人為分裂氣質，肥胖型的人為循環氣質，鬪士型的人為分裂氣質及羊癇瘋性格、發育不全型為歇斯底里性格。由此看來，體格與性格的確有關連，當然並非絕對準確，有時也有例外。

體格與精神病有關

有關克烈基馬的研究在此多談一些。他將人的性格分為分裂氣質與循環氣質，此二者若是異常病態又分為分裂病質、循環病質，而且分裂病、躁鬱病與體格之間更有極深關係。有關克烈基馬的研究如下：

	分裂病	躁鬱病	羊癇瘋
細　長　型	50.3%	19.2%	25.1%
鬥　士　型	16.9%	6.7%	28.9%
肥　胖　型	13.7%	64.6%	5.5%
發育異常型	10.5%	1.1%	29.5%

分裂病——細長型、鬪士型＝（分裂病質）。

躁鬱病——肥胖型＝（循環病質）。

根據調查分裂病、躁鬱病的精神病患者，體格為其共通點，細長體型的人易患分裂病。

分裂病與躁鬱病為精神病的二大疾病。遺傳的因素極強，又稱內因性精神病，通常一般人不會得病。

由上表較易了解，可知細長體型的人患分裂病較多，肥胖者患躁鬱病者較多。

克烈基馬的研究，往後也得到許多學者的證實。結果得知患分裂病者，體質比性格與發病的原因更具有重要關係。

分裂病為精神病的代表，佔精神病患者的

二十～四十%，遺傳為重要因素。

由腳的內側可知神經的異常

在腳內側（任何一腳均可）的外緣，由腳後跟至腳趾的方向用針或尖棒，強力地搓揉，於是腳大拇趾慢慢地向後彎曲，呈背面屈曲狀態，此時其他腳趾也呈扇狀似地張開。

若是生後一歲至四歲的小孩發生這種現象，沒什麼好擔心的，但是，成人有這現象則是病態。通常健康的人是不會有這種現象的，這種現象冠以發現者的名，稱為巴比斯基反射，看一四六頁圖就可以了解。觀察小孩就可清楚，但小孩為生理的現象，絕非異常，故不用擔心。成人若有這種反射，可能為腦脊髓神經系的疾病。

人體的運動由大腦傳至肌肉的二大系統來執行，其中維繫隨意運動的系統

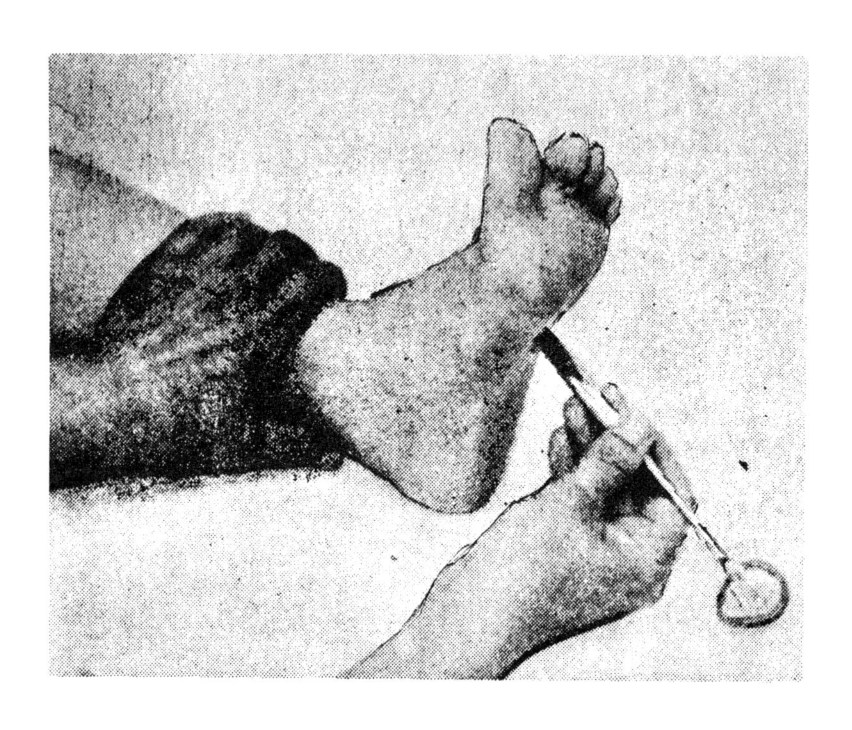

稱為錐體路，維繫不隨意運動的系統稱為錐體外路。

巴比斯基反射顯示出錐體路的異常。

肝臟不好的人看臉色即知

肝臟不好時，眼睛會變成黃色，這是眾所皆知的，但有時往往容易忽略。在觀察肌膚或眼色時更要注意，以自然光——太陽光線下來觀察為原則，在日光燈下觀察易疏忽，在陰暗處所看的黃色也不準確。

肌膚或眼呈黃色時，稱為「黃疸」，為肝臟病重要的症狀之一。是否有黃疸，看眼球結膜，即白眼部分就可知道，此處為最快顯示症狀的部分。患有黃疸時並非只有眼球結膜會變黃色，人體的皮膚及黏膜也會變成黃色。由病理解剖學上來調查黃疸的人，可知神經以外的所有臟器或組織均會變成黃色。

患有黃疸時，醫生看眼部、肌膚立可知曉，但無黃疸而肝臟不好的人，肌膚也有獨特的顏色。染成黃色原因是由於血液中的膽色素（bilirubin）量在肝臟不好時增多，健康的人血液中膽色素的量為1mg／dl以下，患有黃疸時，數值就會增高。

皮膚變黃當然還有其他原因，如葉紅素等，吃橘子、南瓜、胡蘿蔔過多時，皮膚會變成黃色。但與黃疸不同的是，眼球結膜不會變成黃色。

手腕如拍羽毛狀——為重症肝臟病

將兩腕伸向前方向上舉起，正常的人手腕要突然停止也沒問題。重症的肝臟病患者就像鳥拍著羽毛似地抖動著。腕關節、手、指等均振顫著，此為有名的症狀——肝炎、肝硬化末期時所顯現的精神神經症狀，有「肝性昏睡」危險之虞。

當然除了如拍羽毛似的振顫症狀外，還有許多異常現象。例如，說話減少，聽別人說話的理解力低落，感情不穩定，漸漸地睡意越濃。肝臟病開始時，自覺症較輕，故容易疏忽。

上半身浮現星狀血管為肝臟不良

胸、頸部、肩、上腕有星狀或是如蜘蛛網黏於其上的形狀，毛細血管變硬時有肝硬化之虞。

醫學上稱為「星狀血管擴張」或「蜘蛛網狀血管腫」。在發生肝硬化時，常常顯現出來。

若有先生喜歡飲酒的太太們要注意了，對於自己的丈夫要仔細觀察，若有發現蜘蛛網狀血管，還是立刻去接受血液等精密的檢查較好，如果太遲，先生以後可能就不能喝酒了。

女性則並非只有肝硬化才有此現象，在懷孕時可能也會顯現出來，故女性比男性較難判斷。

但是，蜘蛛網狀血管腫大在急性肝炎時不太會出現，主要是在慢性肝病時出現較多。而且肝硬化時也常常出現。

醫生在患者上半身發現症狀時，雖然會猜疑患者患有肝硬化，但往往不說出來，只是說：

「不要吻得太過份了，身體要加以注意」，然後悄悄地檢查血液，看看是否有肝硬化，總之，最好是在蜘蛛網狀血管尚未出現時，早期接受治療較好。

肝臟的機能中若荷爾蒙代謝異常時就會發病，肝硬化等肝臟疾病對患者來說是較麻煩的疾病，因為發病時的症狀不太容易辨明。

漸漸無食慾，持續下痢、噁心、身體感到倦怠，在較輕微的症狀發生時，應該立刻接受檢查。

但是，通常醫生和患者接觸時，很少有較輕微症的患者到醫院，特別男性是如此。與其變成慢性肝炎、肝硬化，長年受病痛的苦，不如在輕微時早點治療，等胸部出現蜘蛛網狀血管腫大已太遲了。

肚臍的周圍如海蛇狀——肝臟不良

蛇魔女——美杜沙（Meduse）為頭髮上有海蛇的女神。有時某些人肚臍周圍會出現「美杜莎」似的頭部，像是肚臍生有海蛇一般，在醫學上來說是重要的症狀，為肝硬化等肝臟病常見的徵兆，請注意看看您的肚臍周圍。

普通正常的人都有乾淨的肌膚，但肝臟不好的人，肚臍周圍腹壁皮下靜脈鼓脹，像海蛇附於腹部一樣，醫生稱為「海蛇頭」，若有這種情形，立即要接受精密的檢查。若放任不管則有喪命之危。

為什麼會變成這樣呢？因在肝臟有門脈的血管，肝臟病變嚴重時，流向肝臟的血液就不能順暢，成為門脈壓亢進狀態。結果與正常人的血液流法不同，肚臍周圍的靜脈因而擴張了。

手指腳趾如鼓槌狀要注意心臟病

如一五三頁圖所示，手腳的指頭圓圓地，指甲也呈圓形，此稱為「鼓槌指」或「守宮指」，為病態的指型。

擁有此種指型的人，大多數心臟不好，特別是先天性心臟病患者常有這種指型。

代表性的疾病為心臟四處有缺陷，如心室缺損、肺動脈狹窄、大動脈右方轉位、右室肥大等，在還沒有產生其他併發症之前，動手術是可治好的。現在手術上可用人工心肺，故有此疾病疑慮者請早點找專門醫師治療。

擁有鼓槌指型的人，皮膚呈暗紫紅色者較多，稱為「發紺」，特別是在口唇上很明顯。

鼓槌狀指型除了上述的先天性心臟病外，肺氣腫、支氣管擴張症等肺的疾

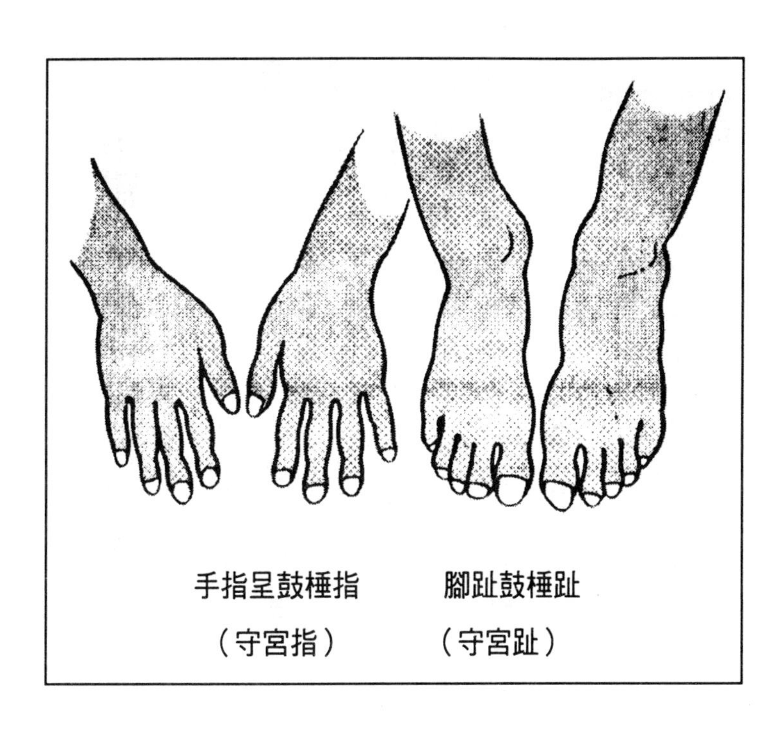

手指呈鼓棰指　　腳趾鼓棰趾
（守宮指）　　（守宮趾）

病、肝硬化、腎萎縮等肝腎疾病也會出現。總之，指部若異常就要注意了。

在手相學上很重視「鼓棰指」，手相學可分為「手型學」及「掌紋學」，手型學即手、指、指甲及手掌等的觀察。自古以來對指甲、指型與健康的關係就很注重。

相親時要注意對方的指甲

現代雖是流行戀愛結婚，但因相親結合的仍然不少，介紹人往往儘說對方的優點，好像非促成不可，光看照片或聽人說對方的好話，是無法知道他的健康狀況的。

當然，也有人因相親而要求醫生開血液檢查證書，但這還是無法發揮作用的。現在也許對方沒有患性病，及負Rh的血液，但在過去，此人也許騙了幾十個女人，有過多次治療性病經驗，這是醫生也無法知道的。更何況「他」是否「只愛我一個人」或「一直都保持健康嗎」等諸疑點，血液檢查是無法起任何作用。

故相親時容易犯的錯誤是只聽到對方的優點，忽略了對方重大的缺點。而且相親坐在座位上時，也不可能一直盯著對方，以發現對方身體的缺點。在此介紹有效的「相法」供大家參考。

看對方的指甲，這是適合男女雙方的「相法」。若指甲正常，則第一關算合格了，若不正常，對方也就不是合適的對象了。

當然最近男、女有些人崇尚修指甲，這樣一來「相法」或許不太有用。但是，對女性來說男士若修飾指甲，第一關就算不合格了，因為像女性化似的人缺乏領導之相。

至於看指甲應注意何處呢？

要看指甲的形、色、有無凹下、溝的有無，指甲與指的平衡等。

相親時對方在喝飲料或兩手握茶杯的瞬間都可觀察，不是很困難。「指甲呈白色」若有此種情形，就要注意了，暫時對相親答覆的事予以擱下，詳細調查對方才好，因為若是與一位愛酗酒的人結婚，不久得肝硬化死去了，妳不是要成為寡婦了嗎？

指甲顯出異常白色隱伏大病

健康人的指甲為粉紅色，指甲為皮膚的一部分，具有角質。指甲為半透明，可看見底下的皮膚而映出粉紅色。但是，並非所有的指甲都呈粉紅色。

指甲根的部分可見呈半月型的白色部分。此處是白色與粉紅色的混合部分，為接近白色的部分。

白色的指甲為此部分以外的指甲呈白色，為大病時容易顯現的現象。

但女性指甲有白色小點並非疾病，容後再說明，可將之考慮為幸運的白點。

白色指甲在醫學上為「指甲成長不全的證據」，因腎臟病、肝硬化，以及遺傳因素而出現。

先談談遺傳性的白色指甲，為極少見的指甲，是遺傳抑或疾病，調查家裏的人即可知曉。如果是體質的指甲角質素異常，考慮列為結婚對象並無不可，也不必認真地回絕，但因為是優性遺傳，結婚以後在小孩身上會立刻出現，若是對此介意，就考慮不要和對方結婚。

另外，又介紹一種並非絕望性的白指甲，像水蟲般的白指甲，稱為白癬指甲。是白癬菌覆於指甲內的疾病。不僅指甲變成白色，而且極髒，一部分隆起，難於治療。

但只要儘量地治療，還是可好轉的。因此，選對象時也不要因那人患有此症，就捨棄了，應該以人品為第一考量。

最可怕的是肝硬化與腎臟疾病。肝臟不好時，指甲會變成白色，肝硬化時，十人之中有八人指甲會變成白色；腎臟疾病，指甲也會成白色，此時指甲下的皮膚（指甲床）因腎臟病而變異常，粉紅色消失而變為白色。患有白色指甲的人，與其相親不如先治好為先決條件。

指甲有白斑時——幸運之星來訪嗎

俗語說「指甲上有白色斑點為吉利之兆」，並非只有東方才有此種傳說，德國也稱此為「幸運小星」，但缺乏科學根據。

白斑是極小的，如罌粟種子般地微小白色斑點，在女性的指甲上常出現。醫學上稱為「點狀指甲白斑」，是指甲的異常，年輕的女性常出現。

原因是組織指甲的指甲母引起異常，以及指甲一部分角質異常所引起。變成白斑色則是空氣進入。並不算是疾病，所以不必太擔心，隨著指甲的成長，向指甲前方移動而消失，故非疾病前兆。

此種「點狀指甲白斑」，雖然常出現於手指甲，但仔細的觀察，在腳趾甲也會出現，年輕的女性們，請仔細觀察手腳的趾甲。

為什麼昔日的人會認為白斑會帶來幸運呢？也許是在還沒有修指甲術時

代，看著指甲的白色斑點作為與戀愛情況的象徵。每天看著白斑移動，以為占卜之用而樂融融。

由指甲半月形狀可知戀人健康狀態

指甲白色透明部分呈半月形，由此可知人身體的健康狀態。

此半月形為將來變成硬指甲之前的階段，尚未角化，也還沒有乾燥，呈白色。健康的人當然有半月形，若是沒有，則是身體狀況不好的證明。

「你今天好像一點精神都沒有，疲倦了！」

「不知為什麼，感到身體很倦怠。」

「是嗎，讓我來看看你的指甲……看起來身體不太要緊，指甲顏色很好，指甲半月形也呈良好的形狀。」

你的戀人聽你這麼一說，一定會深深地感動！

有些人認為半月形的大小與健康狀態有關，但尚未成定論，故也不必小題大作，要注意的是半月形的顏色。正常的半月形是呈乳白色，但疾病時，顏色就會起變化了。

變成藍綠色時為心臟不好，若半月形顏色異常變藍時就要注意了。另一種為色素沈澱時，因各種疾病會在半月形沈積銅或鐵，若半月形顏色有異，還是立刻到醫院檢查。

由指甲半月形可知女性性能力？

請看看手的大拇指，通常一般人的大拇指半月形比別的手指更清晰可見，有關指甲半月形前面已說明過。指甲半月形在觀相術上稱為「月輪」或「半月紋」。

「小指的指甲半月形看得很清楚的女性，其性能力較強」，以上是指甲半月形的有趣傳說，請偷偷地看看你的女友小指吧。

是否真的如此，另當別論，但是，連醫生聽此一說也會震驚不已，有感於古人觀察力的入微。

指甲半月形，幾乎所有的人都在大拇指清楚可見，而在小指則很小或看不見。但古人謂小指指甲半月形清晰可見的女性感度較好，但缺乏科學根據。

只是指甲半月形是成為指甲的部分，故半月形發達的人，為陸續生出健康指甲的證據。有健康的指甲則表示身體狀況良好，故半月形的確是健康象徵。性能力是否極佳，是次要問題，選擇指甲健康的女性，一定能過美滿的夫妻生活，那是毫無問題的。

指甲兩側深陷入指內的人患歇斯底里症？

俗謂「指甲兩側深深陷入指內的人，嫉妒心強，歇斯底里」，這傳說頗為穿鑿。

醫學上稱為「陷入指甲」，若患有「陷入指甲症」時，會像針刺地疼痛，所以，也可能變成歇斯底里。

「陷入指甲」大多發生於腳趾，其中以拇趾最常見，手指除了特別原因外不太常見。腳趾頭發生原因大半為鞋子。穿上太緊的鞋子時，壓迫足部，指甲被摩擦因而發炎。指甲的疾病是會很痛的，間隔性的刺痛為其特徵。

而「陷入指甲」的治療也很麻煩，只有用手術取出指甲別無他法，年輕的女性穿鞋子時要小心。

指甲根附近有肉刺是不孝順？

仔細地看看指甲根部分，有俗稱「甘皮」部分，醫學上稱為「指甲廓」，此部分若呈鋸齒狀，稱為「肉刺」。昔謂「生有肉刺者不孝順」或「帶肉刺者為母親所憎恨的徵兆」。

「甘皮」具有保護指甲的功用，與皮膚的角質層是同組織。甘皮要能適確地附於指甲，需要有適度的水分與脂肪，若兩者不足時，就會從指甲上剝落，而起肉刺。經驗過的人一定不少，指甲根或周圍起肉刺，過分剝落時血會滲透而疼痛，此時要消毒以保護傷口。

若不小心會因細菌感染而得甲溝炎，演變成難治的指甲疾病。特別是年輕的女性在修指甲時要注意，不要傷害到指甲根部組織。前面提到的俗諺，無非是要人注意我們美麗的指甲受之父母，要好好保護。

由指甲的橫線可知疾病

指甲上有橫線，與其說是線，不如說是龜裂或溝痕較正確，又稱「波氏線」，此線每天稍微移動一些。起先在指甲根附近，隨著時間的變化漸漸移到指甲前方。指甲一天約伸長〇・一毫米，經過十天，此線也移動一毫米。

由波氏線可知創造新指甲的指甲母組織的障礙。身體若有異常，指甲母受到傷害時，指甲線就會出現。例如，重症感染症（傷寒、猩紅熱等）及慢性疾病（糖尿病、尿毒症），以及維他命A或鈣的慢性不足，都會出現。因此，指甲若有橫線時，在幾週間或之前一定有患重病或病情突然惡化。指甲母受嚴重的影響，而知過去的疾病。

由指甲一天平均伸長〇・一毫米來計算，藉指甲根部分至此橫線的距離可算出疾病是從何時開始，患感染症或中毒症的人，幾乎都可從橫線得知。經過六個月後指甲會變新的，此線亦消失，故病後數週以內，一定可以發現。

樂甲、苦髮

有「樂甲、苦髮」的諺語。此諺語意思為健康、幸福時，指甲的成長順利

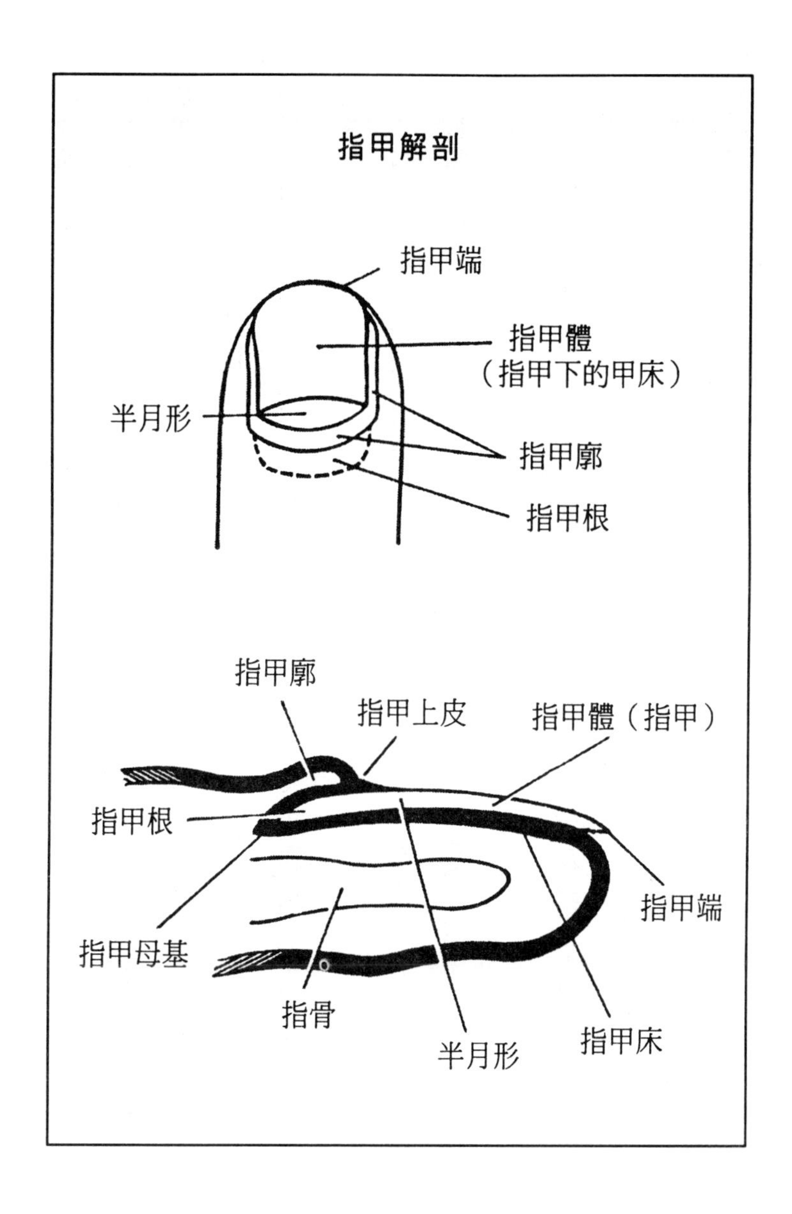
指甲解剖
指甲端
指甲體
（指甲下的甲床）
半月形
指甲廓
指甲根
指甲廓
指甲上皮
指甲體（指甲）
指甲根
指甲端
指甲母基
指骨
半月形
指甲床

且快速，反之操心、勞苦不絕時，頭髮的成長也快速。

昔日常說指甲顯現出健康狀態，這是事實。指甲的成長對身體狀況有極大影響，通常健康的人指甲一天生長〇·一毫米，當然也因年齡而異，到二十歲為止的成長速度最高為一天〇·一五毫米，進入四十歲以後，指甲漸漸不再伸長。而手的指甲生長速度為腳趾甲的二～三倍，各手指指甲的生長速度也不同。

請觀察自己的指甲看看那一隻生長最快速，你若是左撇子，左手的指甲會比右手成長較快，而同樣的手指甲，食指、中指、無名指三指的指甲成長較快，其次是大拇指，小指最慢。

「樂甲」即健康且成長較快的指甲，因此，指甲確為健康象徵，一天生長〇·一毫米，十天就有一毫米，一個月指甲若生長不到三毫米時就有問題了，特別是年輕人要注意。正常的指甲近透明，甲床（指甲下處）為粉紅色。而稱為「半月」的指甲根的白色部分，特別與人的健康狀態有極深關係，半月的長度與指甲成長速度有關，為健康的象徵。

由手勢可知健康狀況

「用手勢可以交談」這大家已知道，不幸耳朵聽不到的人，兩手迅速地動著，來傳達彼此的意志，寶在很有技巧，與健康人之間的談話是相同的。由外國人交談時手不斷地揮動來看，是比台灣人動作較多，有人說那是因為中文比其他各國的語彙更豐富，所以，比手勢的動作也不必太多。的確，中文光是一個「你」字就有各種說法，若再加上方言那就更複雜了。

中文單語過多與台灣人的手勢，是否有關，那另當別論，但「手勢」的確帶給人各方面的資訊。而且光看「手勢」也可猜測出其人健康狀態或有無疾病。在談到醫學手相術之前，先介紹具有古老歷史的觀相術，此為由手的中指可知性格及運勢。是極容易了解的手相術，讓大家來試看看！

以中指來代表自己，食指代表他人，無名指代表家族、配偶。然後將手張開，手指伸直，注意看中指尖傾向何處。

若是中指向食指方向彎曲，你是不依靠雙親而是依靠他人生活的典型。反之，若中指向無名指方向彎曲的人，則是依靠雙親而生的命運。注意看手的話可知向無名指彎曲的人女性較多。若是個不向任何一方彎曲的人，則是「我行我素」獨立的典型。

同樣地由三指彎曲，也可看出你的運勢，請參看下列附圖。只是此種手相法眾說紛紜，並非一致的觀相術。因此，不要為手指的事煩惱。

再談到醫學上對指頭彎曲或是手勢的看法。手指的關節左右任一方彎曲時稱為「斜指」，其中手指全部向同一方向傾斜的較少。此種斜指稱為「風車翼指」，是天生的一種畸型指。

而發生神經系疾病時，「手勢」也會起變化。人的手有三系統的神經，即橈骨神經、正中神經、尺骨神經。

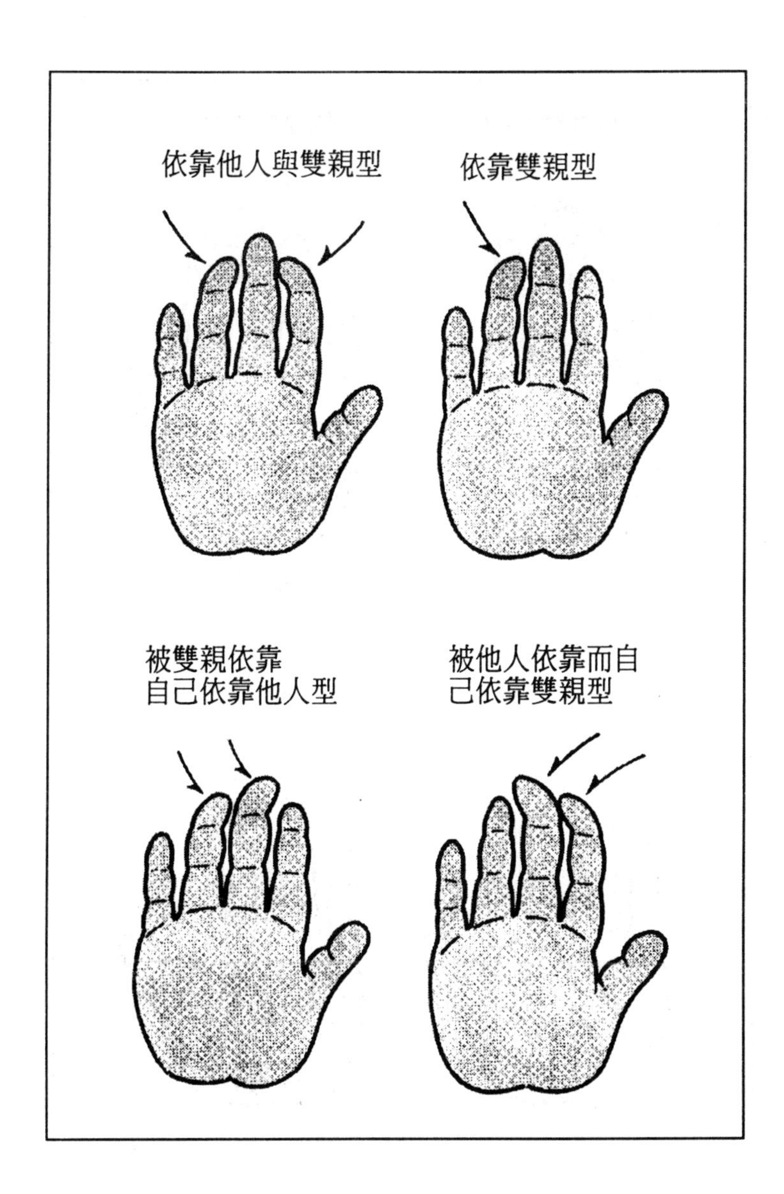
依靠他人與雙親型
依靠雙親型
被雙親依靠
自己依靠他人型
被他人依靠而自
己依靠雙親型

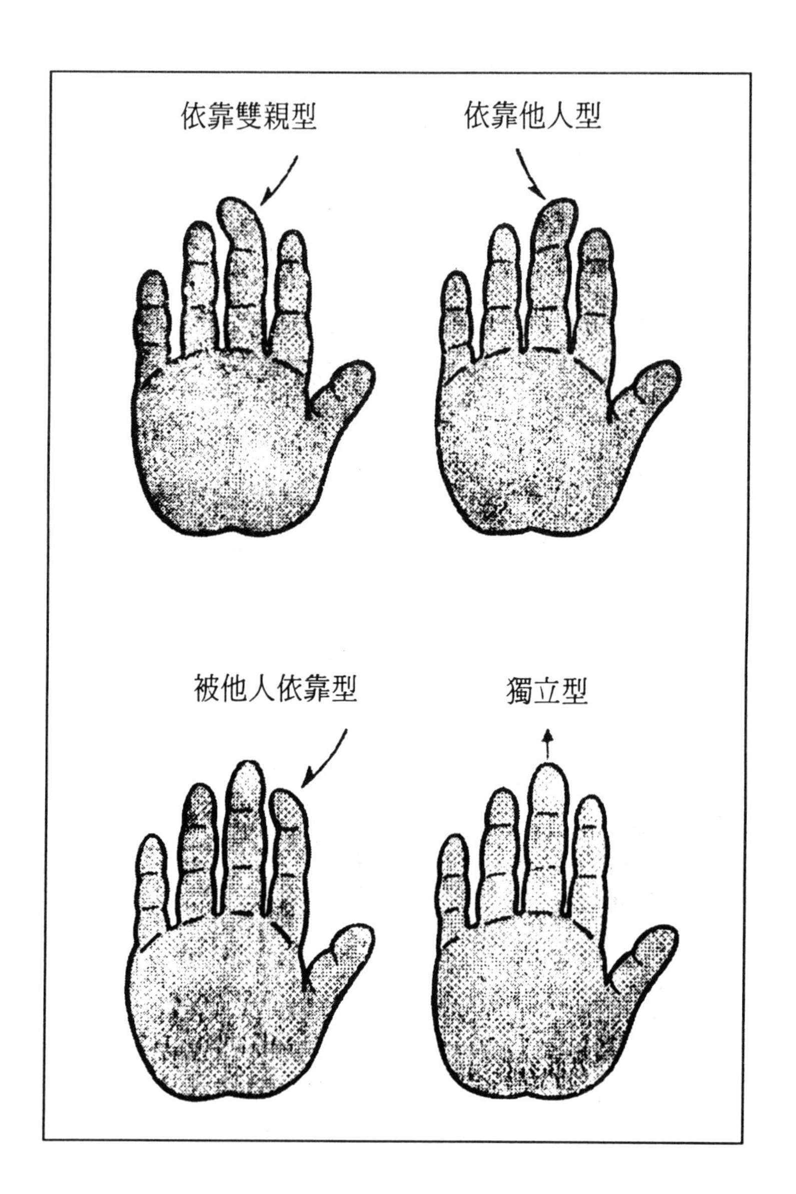
依靠雙親型
依靠他人型
被他人依靠型
獨立型

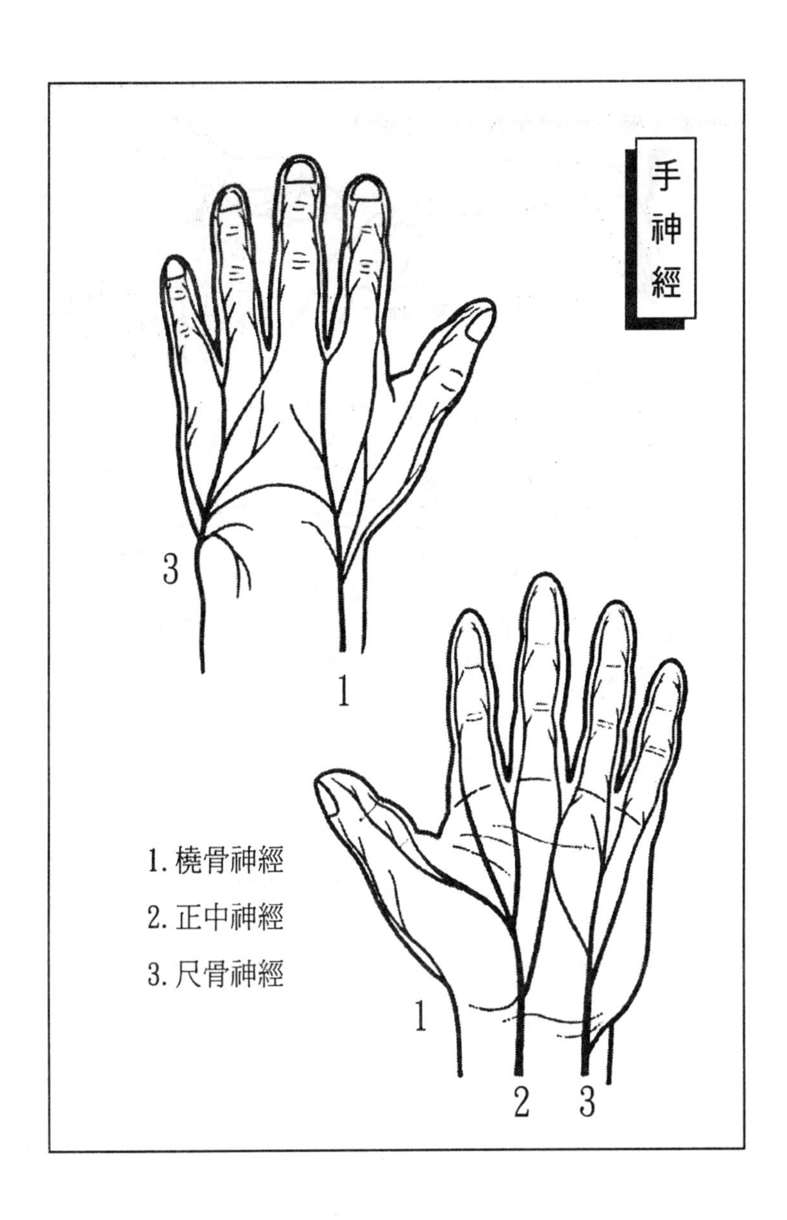
手神經
3
1
1
2
3
1. 橈骨神經
2. 正中神經
3. 尺骨神經

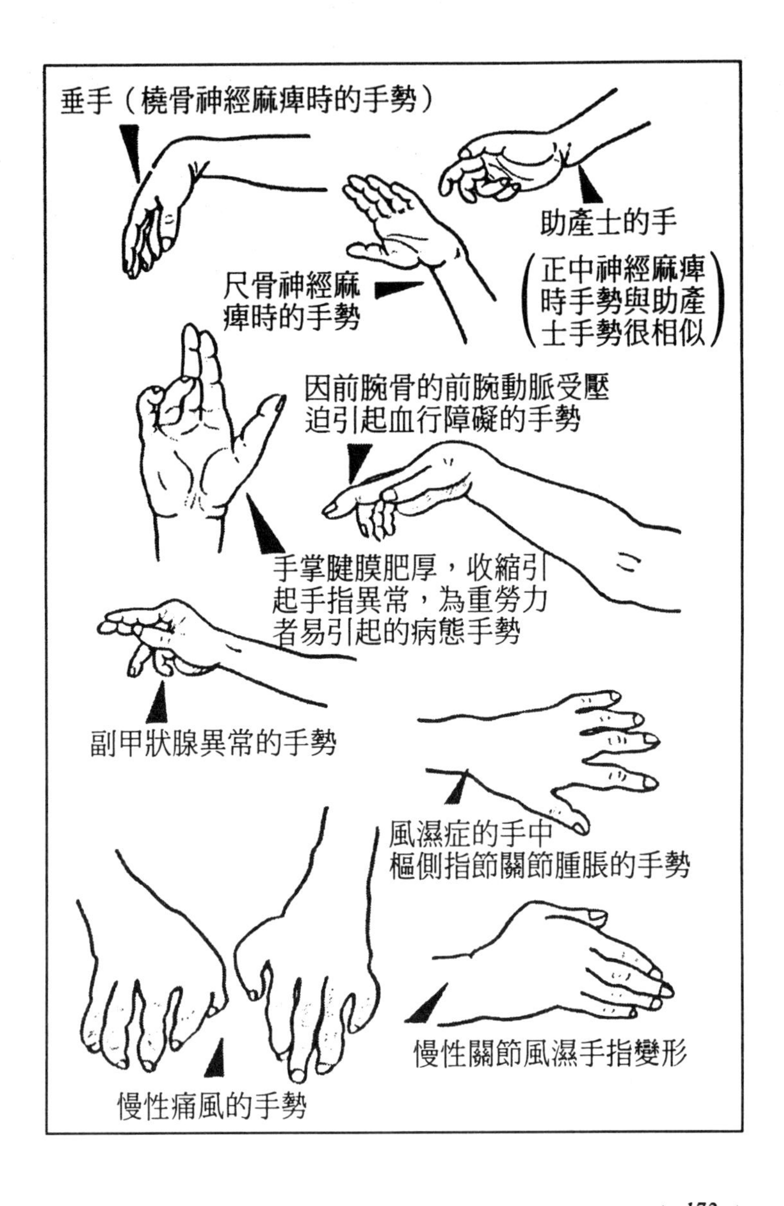
垂手（橈骨神經麻痺時的手勢）
助產士的手
（正中神經麻痺時手勢與助產士手勢很相似）
尺骨神經麻痺時的手勢
因前腕骨的前腕動脈受壓迫引起血行障礙的手勢
手掌腱膜肥厚，收縮引起手指異常，為重勞力者易引起的病態手勢
副甲狀腺異常的手勢
風濕症的手中樞側指節關節腫脹的手勢
慢性關節風濕手指變形
慢性痛風的手勢

這些神經如圖一七一、一七二頁所示，在手指上分置於各部位，若是骨折，受傷傷害到這些神經時，手就會變成獨特的姿勢，醫生看到這些手勢就可以知道疾病。不僅神經如此，手的血液循環障礙、腱膜，或特殊疾病都會引起手的變化。

①橈骨神經麻痺＝稱為「垂手」，由手關節向下垂下，宛如幽靈手。

②正中神經麻痺＝稱為「猿手」，是特徵顯明的手勢。

③尺骨神經麻痺＝稱為「鷲爪手」，是看起來不正常的手勢。

④副甲狀腺異常＝俗稱助產士手勢，為上皮小體（副甲狀腺）異常時的手勢。

觸摸耳部即可知有否患痛風

痛風是關節炎一種，因關節腫而引起疼痛的疾病，與風濕症一樣會引起疼痛。痛風在歐美人士中以英國人最多，是歐美人士患者較多的疾病，但是，實際上東方人患痛風者也很多，本來東方人很少見的疾病現在卻突然增多。

痛風稱為「代謝疾病」，是尿酸結晶沈積於身體組織的疾病。正常的人尿酸代謝很順利，無沈積組織，但患中風的人，尿酸則沈積於身體各部位。特別是沈滯於腳的大拇趾非常多，故大部分的人大拇趾會劇烈地疼痛，其他部位如耳的耳介軟骨、手、膝、手頭等也會痛。

耳部稱為「痛風結節」，會引起扁桃般的結節，顏色為白色或白帶黃。耳部若有這樣的結節就有痛風之虞。若是耳或關節有發硬且疼痛時，要立刻接受診斷檢查血液及尿的尿酸值，看是否有患痛風症。所謂高尿酸血症，即痛風的人血液中尿酸值增加很多。

雖然沒有關節疼痛，但血液中尿酸值異常多的人也是接近痛風邊緣，可說是痛風的候選人。痛風除前面談到的關節痛及痛風結節外，尚有下列特徵。

具遺傳性——即有患痛風的體質，由雙親所遺傳。

美食者較多——特別是每天攝取多量蛋白質的人易患中風。其中每天只吃肉食，至中年時就有患中風危險。最近歐美人士及台灣人患中風較多，其原因也在肉食增多。

愛喝酒的患者較多——為嗜好杯中物的人易患的疾病。痛風為「飲酒美食者」患的人較多的疾病，又稱「富者關節炎」。

男性患者較多——痛風患者約九五%為男性，故痛風是男人的疾病。傳說古代羅馬帝國將亡時，因奢侈的生活，男、女患痛風者不少。這也說明並非女性就不會罹患。

三十~四十歲之間患痛風者較多——即壯年期正當工作旺盛時，患痛風的人較多，因會引起激烈疼痛，故對工作極有影響。

痛風發作在半夜者較多——這種疾病具不可思議的特徵，睡到半夜時突然會感到激烈疼痛而睜著眼不能入眠。並且疼痛部位以「腳大拇趾」最多。痛風以身體末端部位的手和腳發病較多，大關節的肩關節及股關節發痛較少，這也是診斷痛風的重點。痛風發作大都在夜間睡前飽食後較多。

痛風雖是因關節引起疼痛的疾病，但是並非只有關節，全身各處的臟器也受壓迫，變成慢性痛風時，關節會變形，腎臟受壓迫而成痛風腎。與風濕症有別，還是接受專門的治療。

獲得幸福的人相法（結論）

一位醫生與理髮廳的老闆聊天時談到——

「醫生，我有個問題一直想請教您，就是逼近死期的人，肌膚有獨特的觸感，是嗎？」

「什麼樣的觸感呢？」

「要說明也不好說明，但總是知道的，並非只有我感覺出來，有十年經驗的女理髮師也知道啊！」

「哦！」

「在刮鬍子時的觸感，覺得與普通人不同。」

「是嗎？」

「怎麼說呢？好像毛較無黏勁……很順利地，唰地即可刮下。」

「在死之前嗎？」

「不，在死之前的幾個月也是如此，總覺得怪怪的，但卻猜得很準。」

「頭髮如何？」

「也是毫無黏勁，但無刮鬍子的感覺……」

「原來如此。」

「醫生你認為如何呢？是否與肌膚的營養有關……」

人的直覺第六感實在了不起，理髮師一接觸客人肌膚而無形中知其壽命，醫生也有類似感覺。看看病人的顏面，觸及肌膚也知其死期，此點同樣是觸及人體肌膚的職業，身為醫生卻感覺不到。而且理髮師看見X光的照片也能夠準確地猜出是男或女。

問理髮師：「為什麼知道呢？」

理髮師說：「由頭部的肥瘦程度及骨骼大小就知道。」

不愧是內行人。

在此說明第一幅X光照片，正確解答為「女性」，年齡二十九歲，單身者頭蓋骨的照片。

在此又有幾幅男性X光照片及臉形的圖解請和女性比較看看。男性為四十五歲，已婚照片。提出這些照片是想讓大家看看是否能由這些照片中分辨出男、女，若能分辨，表示你的觀相術有進一層的認識。當然，男、女區別有許多方法，女性頭蓋特徵是：

(1)女性頭蓋大致比男性小，且低，但較廣。

(2)臉部的發育比男性差。

(3)臉部許多直徑比男性小。

(4)頭蓋隆起部分的發育比男性差。

①頰骨不比男性發達。

②下顎骨不比男性發達。

③外後頭隆起及頭和顏面骨的隆起比男性差。

其他還有許多有關男女的區別，但上述幾點若能把握住，您的人相術就不錯了。

當然只看人的臉色、氣色而生活並非樂事，但若不注意對方的臉色、表情也無法過圓滑的社會生活。對人相術能精益求精，了解對方的心理，對於您是無損的。

而且藉著準確的觀察力去關切對方，也能使對方得到理解，於工作崗位或家庭中對您的信賴就能與日俱增，如前面所述：

「你最近好像很疲倦的樣子，我好擔心喲，稍微休息一下，多注意身體才好。」

此話由戀愛中的女性看看自己男友的指甲後脫口而出，男友一定被這位女性所迷，而立刻向她求婚！

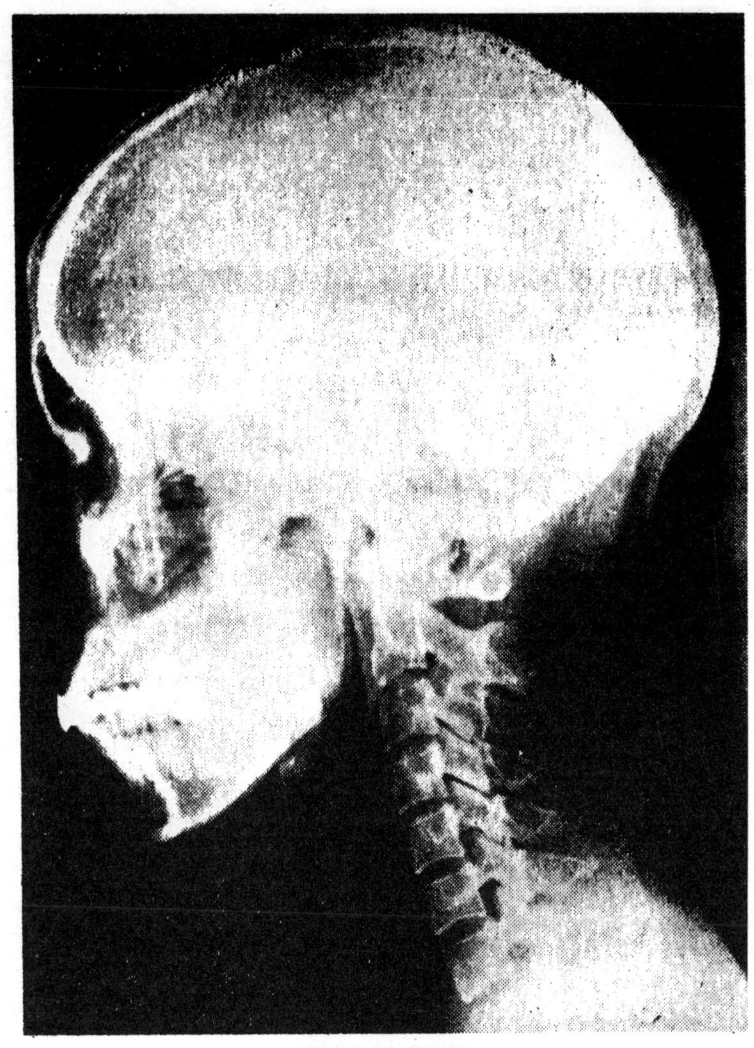

女性的側面

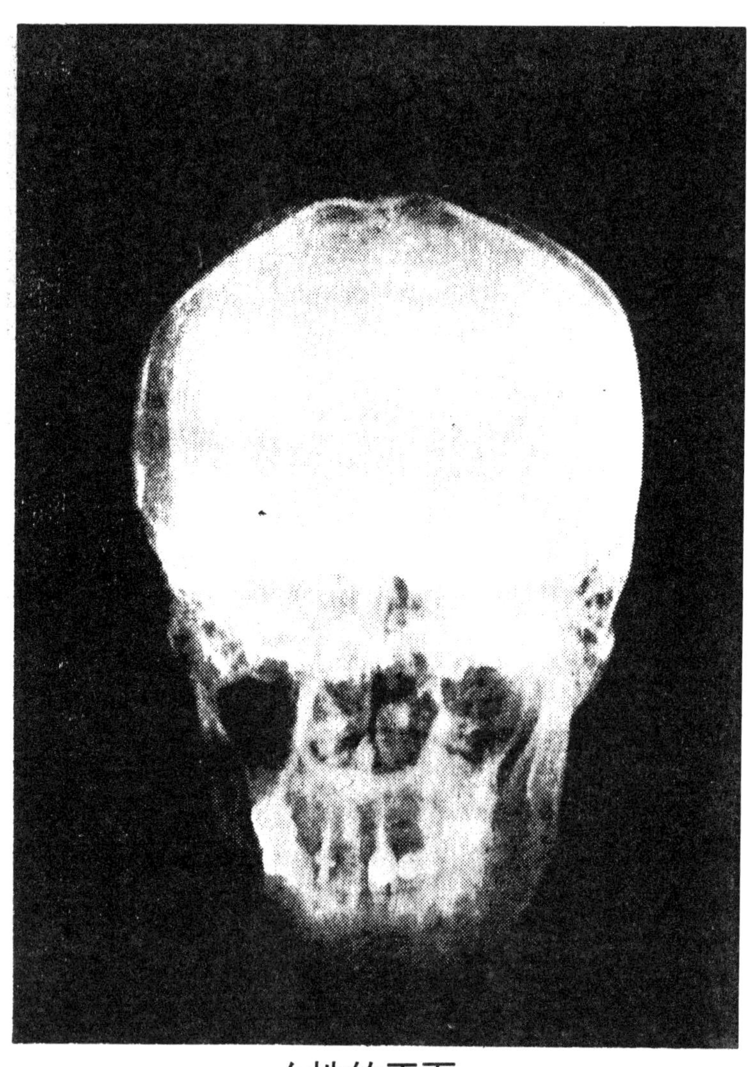

女性的正面

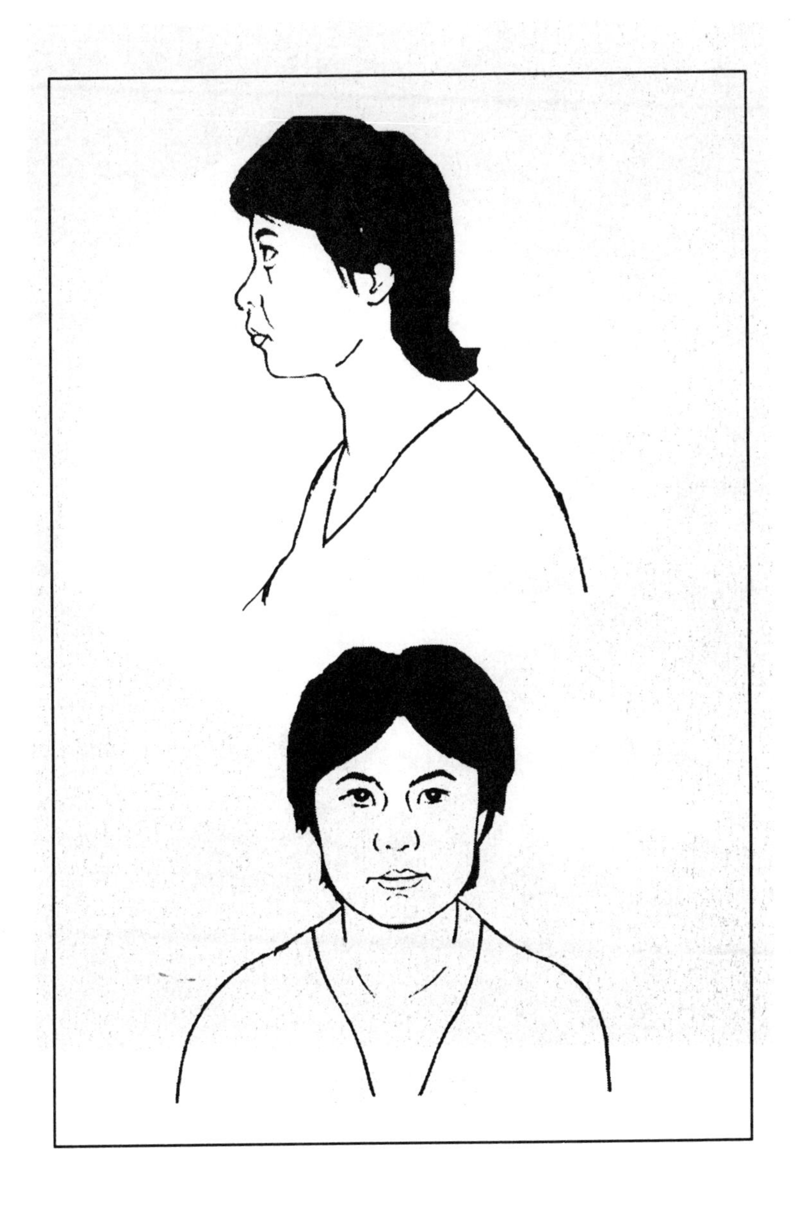

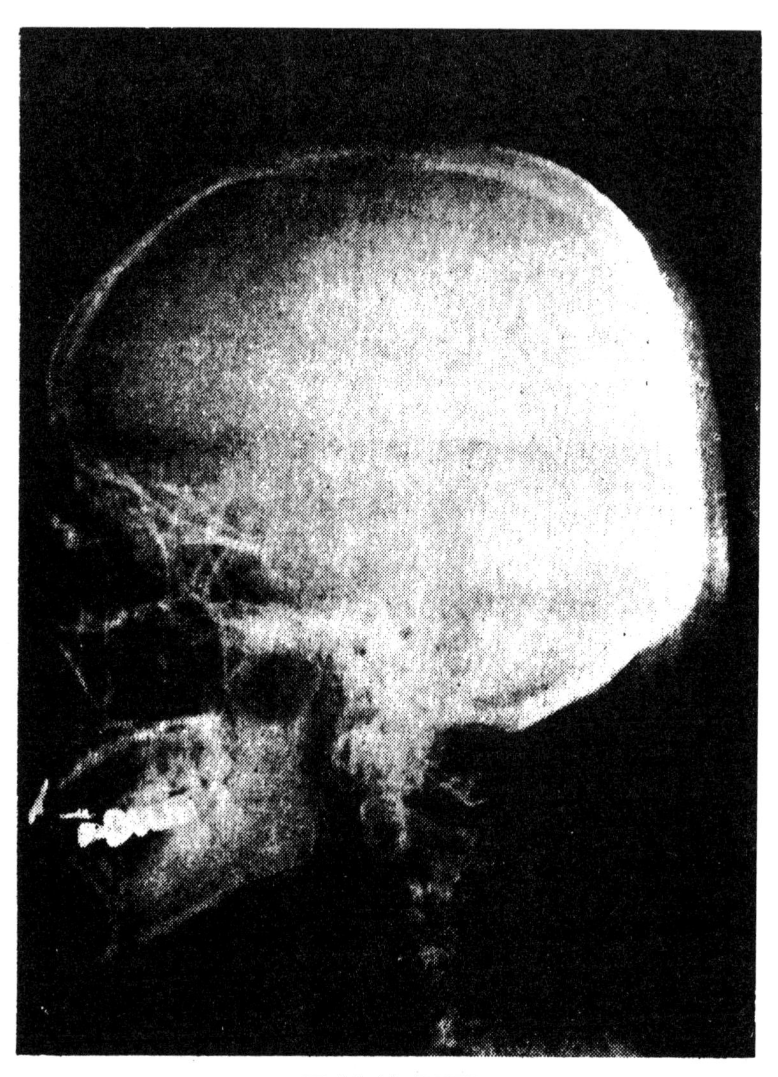

男性的側面

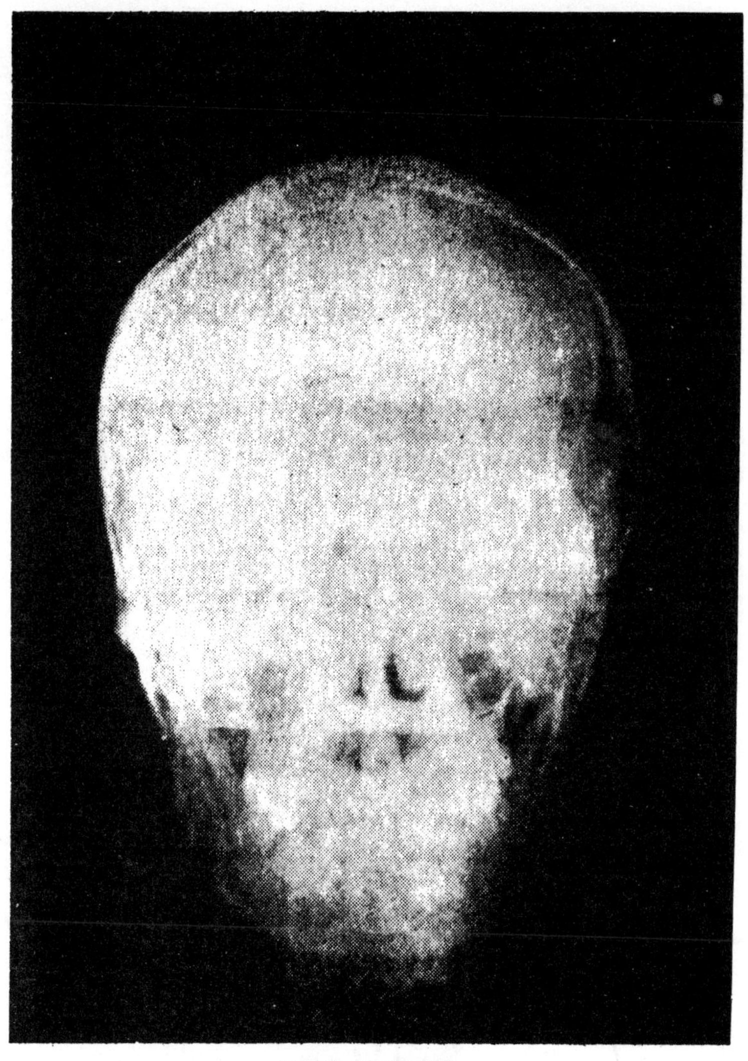

男性的正面

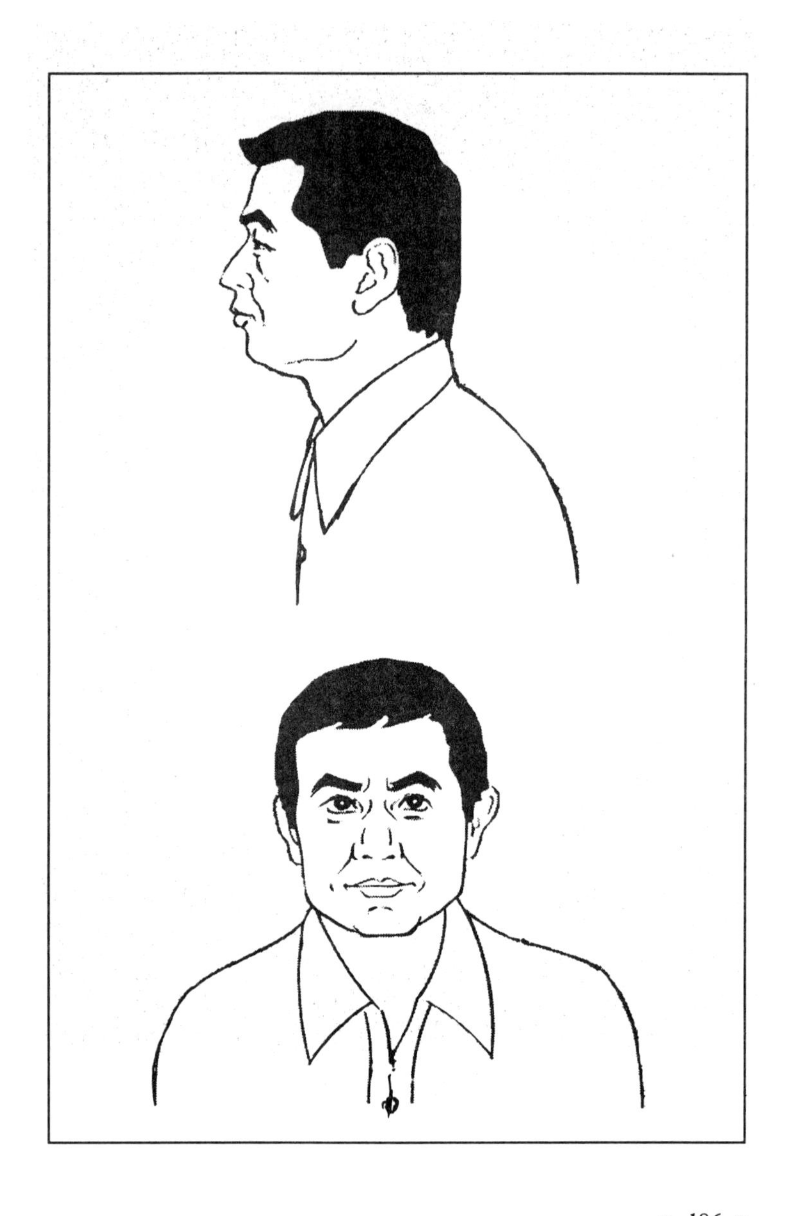

大展出版社有限公司
品冠文化出版社

圖書目錄

地址：台北市北投區（石牌）
致遠一路二段 12 巷 1 號
郵撥：01669551＜大展＞
19346241＜品冠＞
電話：(02) 28236031
28236033
28233123
傳真：(02) 28272069

・熱門新知・品冠編號 67

1. 圖解基因與 DNA　中原英臣主編　230 元
2. 圖解人體的神奇（精）　米山公啟主編　230 元
3. 圖解腦與心的構造（精）　永田和哉主編　230 元
4. 圖解科學的神奇（精）　鳥海光弘主編　230 元
5. 圖解數學的神奇（精）　柳 谷 晃著　250 元
6. 圖解基因操作（精）　海老原充主編　230 元
7. 圖解後基因組（精）　才園哲人著　230 元
8. 圖解再生醫療的構造與未來　才園哲人著　230 元
9. 圖解保護身體的免疫構造　才園哲人著　230 元
10. 90 分鐘了解尖端技術的結構　志村幸雄著　280 元
11. 人體解剖學歌訣　張元生主編　200 元

・名人選輯・品冠編號 671

1. 佛洛伊德　傅陽主編　200 元
2. 莎士比亞　傅陽主編　200 元
3. 蘇格拉底　傅陽主編　200 元
4. 盧梭　傅陽主編　200 元
5. 歌德　傅陽主編　200 元
6. 培根　傅陽主編　200 元
7. 但丁　傅陽主編　200 元
8. 西蒙波娃　傅陽主編　200 元

・圍棋輕鬆學・品冠編號 68

1. 圍棋六日通　李曉佳編著　160 元
2. 布局的對策　吳玉林等編著　250 元
3. 定石的運用　吳玉林等編著　280 元
4. 死活的要點　吳玉林等編著　250 元
5. 中盤的妙手　吳玉林等編著　300 元
6. 收官的技巧　吳玉林等編著　250 元
7. 中國名手名局賞析　沙舟編著　300 元
8. 日韓名手名局賞析　沙舟編著　330 元

·象棋輕鬆學·品冠編號 69

1.	象棋開局精要	方長勤審校	280 元
2.	象棋中局薈萃	言穆江著	280 元
3.	象棋殘局精粹	黃大昌著	280 元
4.	象棋精巧短局	石鏞、石煉編著	280 元

·生 活 廣 場·品冠編號 61

1.	366 天誕生星	李芳黛譯	280 元
2.	366 天誕生花與誕生石	李芳黛譯	280 元
3.	科學命相	淺野八郎著	220 元
4.	已知的他界科學	陳蒼杰譯	220 元
5.	開拓未來的他界科學	陳蒼杰譯	220 元
6.	世紀末變態心理犯罪檔案	沈永嘉譯	240 元
7.	366 天開運年鑑	林廷宇編著	230 元
8.	色彩學與你	野村順一著	230 元
9.	科學手相	淺野八郎著	230 元
10.	你也能成為戀愛高手	柯富陽編著	220 元
12.	動物測驗—人性現形	淺野八郎著	200 元
13.	愛情、幸福完全自測	淺野八郎著	200 元
14.	輕鬆攻佔女性	趙奕世編著	230 元
15.	解讀命運密碼	郭宗德著	200 元
16.	由客家了解亞洲	高木桂藏著	220 元

·血型系列·品冠編號 611

1.	A 血型與十二生肖	萬年青主編	180 元
2.	B 血型與十二生肖	萬年青主編	180 元
3.	0 血型與十二生肖	萬年青主編	180 元
4.	AB 血型與十二生肖	萬年青主編	180 元
5.	血型與十二星座	許淑瑛編著	230 元

·女醫師系列·品冠編號 62

1.	子宮內膜症	國府田清子著	200 元
2.	子宮肌瘤	黑島淳子著	200 元
3.	上班女性的壓力症候群	池下育子著	200 元
4.	漏尿、尿失禁	中田真木著	200 元
5.	高齡生產	大鷹美子著	200 元
6.	子宮癌	上坊敏子著	200 元
7.	避孕	早乙女智子著	200 元
8.	不孕症	中村春根著	200 元
9.	生理痛與生理不順	堀口雅子著	200 元

10. 更年期	野末悅子著	200元

・傳統民俗療法・品冠編號 63

1. 神奇刀療法	潘文雄著	200元
2. 神奇拍打療法	安在峰著	200元
3. 神奇拔罐療法	安在峰著	200元
4. 神奇艾灸療法	安在峰著	200元
5. 神奇貼敷療法	安在峰著	200元
6. 神奇薰洗療法	安在峰著	200元
7. 神奇耳穴療法	安在峰著	200元
8. 神奇指針療法	安在峰著	200元
9. 神奇藥酒療法	安在峰著	200元
10. 神奇藥茶療法	安在峰著	200元
11. 神奇推拿療法	張貴荷著	200元
12. 神奇止痛療法	漆 浩 著	200元
13. 神奇天然藥食物療法	李琳編著	200元
14. 神奇新穴療法	吳德華編著	200元
15. 神奇小針刀療法	韋丹主編	200元
16. 神奇刮痧療法	童佼寅主編	200元
17. 神奇氣功療法	陳坤編著	200元

・常見病藥膳調養叢書・品冠編號 631

1. 脂肪肝四季飲食	蕭守貴著	200元
2. 高血壓四季飲食	秦玖剛著	200元
3. 慢性腎炎四季飲食	魏從強著	200元
4. 高脂血症四季飲食	薛輝著	200元
5. 慢性胃炎四季飲食	馬秉祥著	200元
6. 糖尿病四季飲食	王耀獻著	200元
7. 癌症四季飲食	李忠著	200元
8. 痛風四季飲食	魯焰主編	200元
9. 肝炎四季飲食	王虹等著	200元
10. 肥胖症四季飲食	李偉等著	200元
11. 膽囊炎、膽石症四季飲食	謝春娥著	200元

・彩色圖解保健・品冠編號 64

1. 瘦身	主婦之友社	300元
2. 腰痛	主婦之友社	300元
3. 肩膀痠痛	主婦之友社	300元
4. 腰、膝、腳的疼痛	主婦之友社	300元
5. 壓力、精神疲勞	主婦之友社	300元
6. 眼睛疲勞、視力減退	主婦之友社	300元

・休閒保健叢書・品冠編號 641

1.	瘦身保健按摩術	聞慶漢主編	200 元
2.	顏面美容保健按摩術	聞慶漢主編	200 元
3.	足部保健按摩術	聞慶漢主編	200 元
4.	養生保健按摩術	聞慶漢主編	280 元
5.	頭部穴道保健術	柯富陽主編	180 元
6.	健身醫療運動處方	鄭寶田主編	230 元
7.	實用美容美體點穴術＋VCD	李芬莉主編	350 元

・心 想 事 成・品冠編號 65

1.	魔法愛情點心	結城莫拉著	120 元
2.	可愛手工飾品	結城莫拉著	120 元
3.	可愛打扮 & 髮型	結城莫拉著	120 元
4.	撲克牌算命	結城莫拉著	120 元

・健康新視野・品冠編號 651

1.	怎樣讓孩子遠離意外傷害	高溥超等主編	230 元
2.	使孩子聰明的鹼性食品	高溥超等主編	230 元
3.	食物中的降糖藥	高溥超等主編	230 元

・少 年 偵 探・品冠編號 66

1.	怪盜二十面相	（精）	江戶川亂步著	特價 189 元
2.	少年偵探團	（精）	江戶川亂步著	特價 189 元
3.	妖怪博士	（精）	江戶川亂步著	特價 189 元
4.	大金塊	（精）	江戶川亂步著	特價 230 元
5.	青銅魔人	（精）	江戶川亂步著	特價 230 元
6.	地底魔術王	（精）	江戶川亂步著	特價 230 元
7.	透明怪人	（精）	江戶川亂步著	特價 230 元
8.	怪人四十面相	（精）	江戶川亂步著	特價 230 元
9.	宇宙怪人	（精）	江戶川亂步著	特價 230 元
10.	恐怖的鐵塔王國	（精）	江戶川亂步著	特價 230 元
11.	灰色巨人	（精）	江戶川亂步著	特價 230 元
12.	海底魔術師	（精）	江戶川亂步著	特價 230 元
13.	黃金豹	（精）	江戶川亂步著	特價 230 元
14.	魔法博士	（精）	江戶川亂步著	特價 230 元
15.	馬戲怪人	（精）	江戶川亂步著	特價 230 元
16.	魔人銅鑼	（精）	江戶川亂步著	特價 230 元
17.	魔法人偶	（精）	江戶川亂步著	特價 230 元
18.	奇面城的秘密	（精）	江戶川亂步著	特價 230 元
19.	夜光人	（精）	江戶川亂步著	特價 230 元

20. 塔上的魔術師 （精） 江戶川亂步著 特價 230 元
21. 鐵人Q （精） 江戶川亂步著 特價 230 元
22. 假面恐怖王 （精） 江戶川亂步著 特價 230 元
23. 電人M （精） 江戶川亂步著 特價 230 元
24. 二十面相的詛咒 （精） 江戶川亂步著 特價 230 元
25. 飛天二十面相 （精） 江戶川亂步著 特價 230 元
26. 黃金怪獸 （精） 江戶川亂步著 特價 230 元

·武 術 特 輯· 大展編號 10

1. 陳式太極拳入門 馮志強編著 180 元
2. 武式太極拳 郝少如編著 200 元
3. 中國跆拳道實戰 100 例 岳維傳著 220 元
4. 教門長拳 蕭京凌編著 150 元
5. 跆拳道 蕭京凌編譯 180 元
6. 正傳合氣道 程曉鈴譯 200 元
7. 實用雙節棍 吳志勇編著 200 元
8. 格鬥空手道 鄭旭旭編著 200 元
9. 實用跆拳道 陳國榮編著 200 元
10. 武術初學指南 李文英、解守德編著 250 元
11. 泰國拳 陳國榮著 180 元
12. 中國式摔跤 黃 斌編著 180 元
13. 太極劍入門 李德印編著 180 元
14. 太極拳運動 運動司編 250 元
15. 太極拳譜 清·王宗岳等著 280 元
16. 散手初學 冷 峰編著 200 元
17. 南拳 朱瑞琪編著 180 元
18. 吳式太極劍 王培生著 200 元
19. 太極拳健身與技擊 王培生著 250 元
20. 秘傳武當八卦掌 狄兆龍著 250 元
21. 太極拳論譚 沈 壽著 250 元
22. 陳式太極拳技擊法 馬 虹著 250 元
23. 二十四式/三十二式太極拳/劍 闞桂香著 180 元
24. 楊式秘傳 129 式太極長拳 張楚全著 280 元
25. 楊式太極拳架詳解 林炳堯著 280 元
26. 華佗五禽劍 劉時榮著 180 元
27. 太極拳基礎講座：基本功與簡化 24 式 李德印著 250 元
28. 武式太極拳精華 薛乃印著 200 元
29. 陳式太極拳拳理闡微 馬 虹著 350 元
30. 陳式太極拳體用全書 馬 虹著 400 元
31. 張三豐太極拳 陳占奎著 200 元
32. 中國太極推手 張 山主編 300 元
33. 48 式太極拳入門 門惠豐編著 220 元
34. 太極拳奇人奇功 嚴翰秀編著 250 元

國家圖書館出版品預行編目資料

由人相診斷健康／葉燕慈 主編

－初版－臺北市，大展，民99. 1

面；21公分－（健康加油站；38）

ISBN 978-957-468-726-8（平裝）

1. 診斷　2. 面相　3. 症候學

413.241　　98020697

【版權所有・翻印必究】

由人相診斷健康

ISBN 978-957-468-726-8

主 編 者／葉　燕　慈
發 行 人／蔡　森　明
出 版 者／大展出版社有限公司
社　　址／台北市北投區（石牌）致遠一路2段12巷1號
電　　話／(02) 28236031・28236033・28233123
傳　　真／(02) 28272069
郵政劃撥／01669551
網　　址／www.dah-jaan.com.tw
E-mail／service@dah-jaan.com.tw
登 記 證／局版臺業字第2171號
承 印 者／國順文具印刷行
裝　　訂／建鑫裝訂有限公司
排 版 者／千兵企業有限公司
初版1刷／2010年（民99年）1月

定　價／180元

●本書若有破損、缺頁敬請寄回本社更換●

大展好書　好書大展
品嘗好書　冠群可期

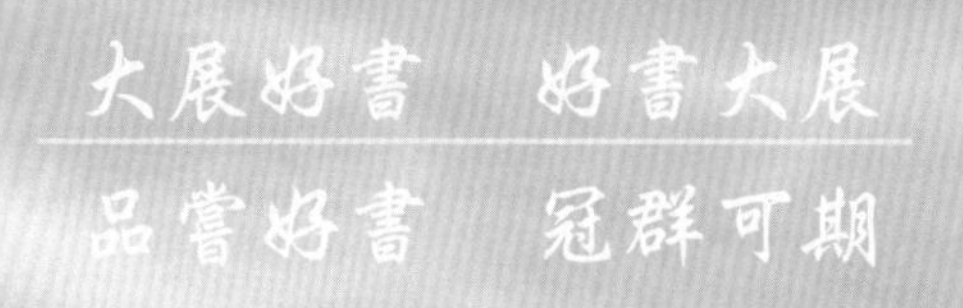
大展好書　好書大展
品嘗好書　冠群可期

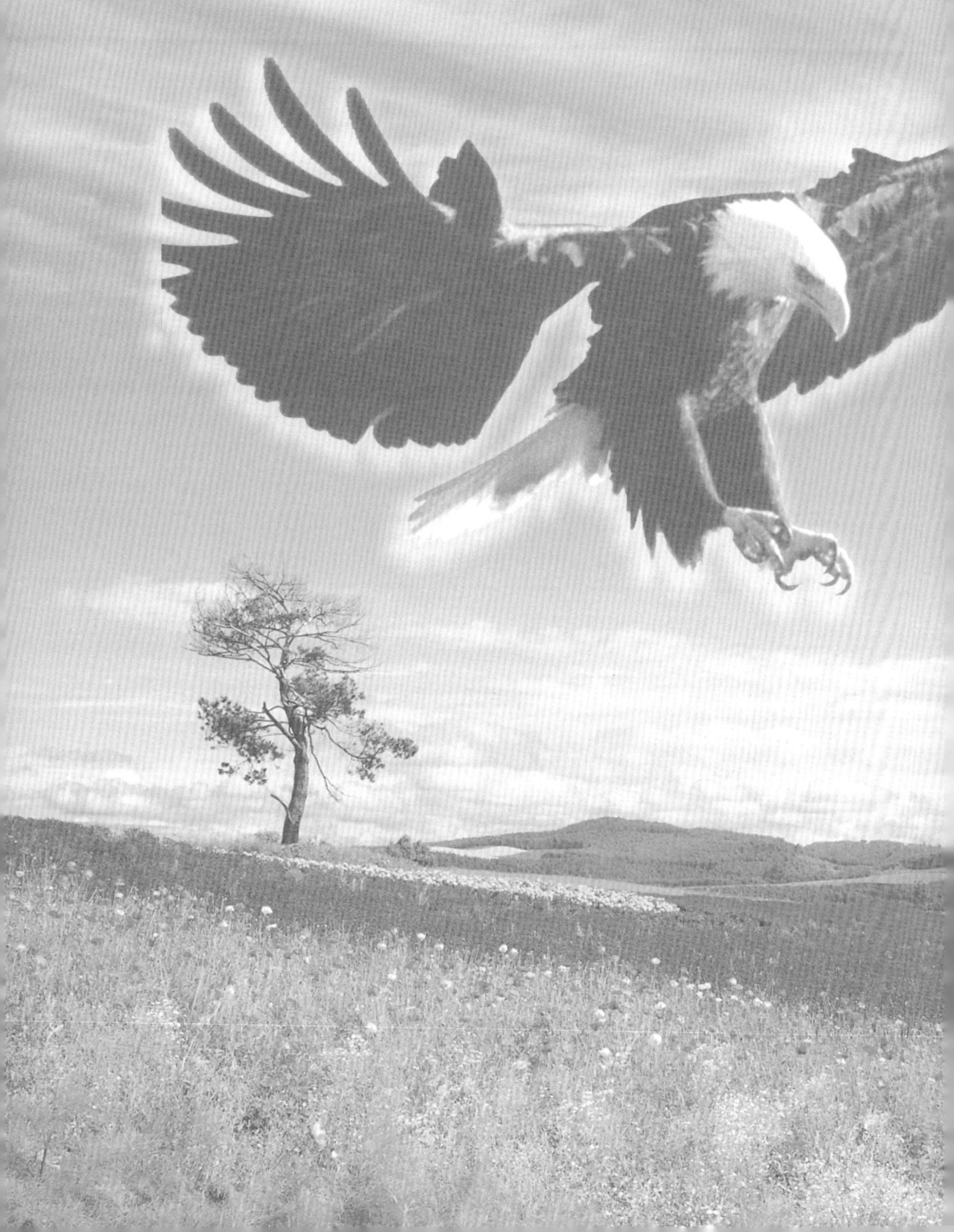